CONSTANTES PHYSIQUES ET CHIMIQUES

DES PRINCIPAUX

PRODUITS RÉSINEUX DU DROGUIER

DE L'UNIVERSITÉ DE LYON

PAR

Albert DUBOIS

Pharmacien de 1re classe,
Ex-préparateur de matiére médicale à la Faculté de Médecine de Lyon,
Docteur en Pharmacie de l'Université de Lyon.

LYON

A. REY & Cie, IMPRIMEURS-ÉDITEURS DE L'UNIVERSITÉ
4, RUE GENTIL, 4

—

1903

CONSTANTES PHYSIQUES ET CHIMIQUES

DES PRINCIPAUX

PRODUITS RÉSINEUX DU DROGUIER

DE L'UNIVERSITÉ DE LYON

PAR

Albert DUBOIS

Pharmacien de 1re classe,
Ex-préparateur de matière médicale à la Faculté de Médecine de Lyon,
Docteur en Pharmacie de l'Université de Lyon.

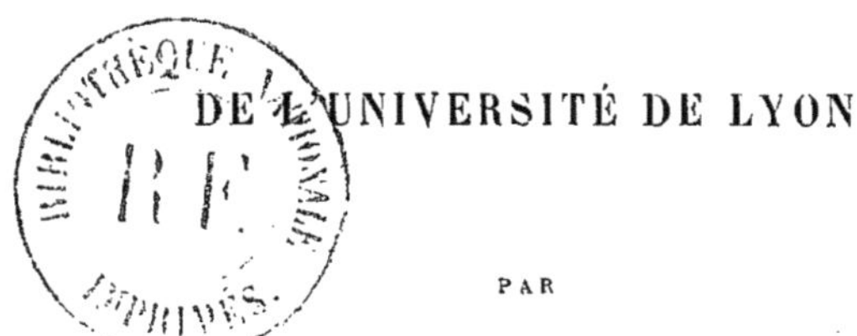

LYON

A. REY & Cie, IMPRIMEURS-ÉDITEURS DE L'UNIVERSITÉ
4, RUE GENTIL, 4

1903

AUX MIENS

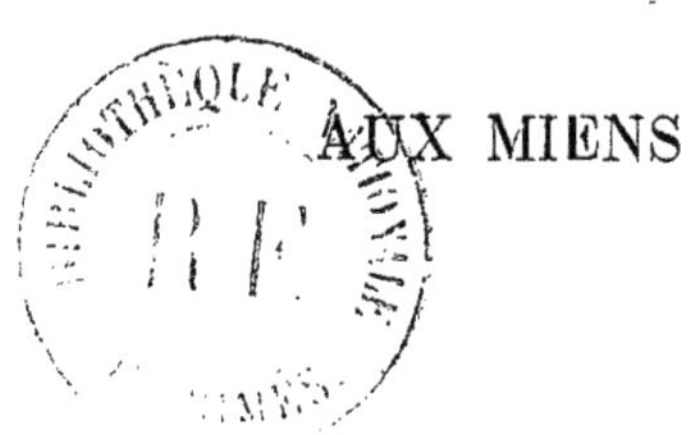

A MES MAITRES

A mon Président de Thèse

MONSIEUR LE PROFESSEUR FLORENCE

AVANT-PROPOS

Nous sommes heureux, en terminant nos études pharmaceutiques, de donner à nos parents et à nos maîtres ce public hommage de notre très vive reconnaissance.

C'est à Monsieur le Professeur Florence que nous devons la première idée et la direction générale de cette étude. Il a bien voulu nous prendre comme préparateur et accepter aujourd'hui la présidence de notre thèse. Nous tenons à lui exprimer ici l'assurance respectueuse de toute notre gratitude.

A Monsieur le Professeur Beauvisage et à Messieurs les Professeurs agrégés Sambuc et Moreau, qui nous font l'honneur de faire partie de notre jury, nous adressons nos sincères remerciements.

CONSTANTES PHYSIQUES ET CHIMIQUES

DES PRINCIPAUX

PRODUITS RÉSINEUX DU DROGUIER

DE L'UNIVERSITÉ DE LYON

INTRODUCTION

En matière médicale, on entend par matières résineuses des produits de sécrétion végétale, physiologiques ou pathologiques, ayant pour caractères communs d'être insolubles dans l'eau, solubles dans l'alcool, l'éther, les principales essences et la plupart des dissolvants hydrocarbonés, d'être électro-négatifs, plus ou moins fusibles et inflammables. On réserve plus spécialement le nom de résines aux substances qui, possédant ces propriétés, ne sont accompagnées d'aucune autre, telles que gommes, huiles éthérées, hydrocarbures, etc., dont les mélanges aux résines elles-mêmes constituent ce qu'on a l'habitude de classer sous le nom de gommes-résines, d'oléo-résines et de baumes.

La genèse des corps résinoïdes est compliquée. Les uns résultent d'une oxydation plus ou moins profonde, portant sur les produits de sécrétion de la cellule végétale, et parmi lesquels les terpènes en particulier semblent, d'après Wallach, tenir une place importante. Autrefois, on les considérait comme des produits de transformation aussi bien des tanins et des phlobaphènes que des huiles éthérées. Aujourd'hui, la question est plus élucidée et on admet généralement que les phlobaphènes sont le résultat d'une oxydation ayant porté sur les tanins résinoïdes préexistant dans la plante à l'état de glucosides, alors qu'on réserve plus spécialement le nom de résinoïdes aux produits d'oxydation des huiles éthérées.

Dans cette oxydation, plus ou moins profonde, accomplie au sein du végétal, l'air et la lumière jouent un grand rôle, ainsi que l'a montré K. Dieterich[1]. Et cette oxydation se poursuivant après extravasion, il en résulte que les produits qui nous tombent sous la main sont pour la plupart des produits secondaires, parfois très différents des produits primitifs tels qu'ils ont été élaborés au sein du végétal au moment de leur séparation.

Au point de vue chimique, ces corps présentent des fonctions variées. Toutefois comme nous l'ont montré les travaux de Tschirch[2] et de ses élèves et de Dieterich[3], l'étude des résinoïdes d'après leur fonction chimique pourrait servir de base à une classification chimique de ces substances.

Un premier groupe comprendrait les résines qui

[1] Helfenberger, *Annalen*, 1896; p. 15. ff.

[2] *Harze und Harzbehälter*, librairie von Gebr. Bornträger, Berlin.

[3] *Analyse des résines, baumes et gommes-résines*, librairie von Julius Springer, Berlin.

sont des éthers d'acides aromatiques et qui contiennent ou non de ces acides libres (benjoin, sang-dragon, par exemple).

Un second groupe comprendrait les résines qui sont des éthers d'acides résiniques en particulier, et contiennent ou non de ces acides résiniques libres (térébenthines, mastic, succin, élémi).

Enfin, un troisième groupe comprendrait les résines qui ne sont pas des éthers, mais seulement des acides résiniques libres et renferment ou non, dans certains cas, des constituants indifférents appelés résènes (colophane, copal, résine de gayac, sandaraque, dammar).

Acides aromatiques entrant dans la composition des résines.

Les acides aromatiques qui entrent dans la composition des résines-éthers sont relativement peu nombreux. Ce sont :

I. L'acide benzoïque, $C^6H^5 — CO^2H$ (baume du Pérou, baume de Tolu, sang-dragon).

II. L'acide benzoylacétique, $C^6H^5 — CO — CH^2 — CO^2H$ ((sang-dragon).

III. L'acide cinnamique, $C^6H^5 — CH = CH — CO^2H$ (baume du Pérou, baume de Tolu, styrax).

IV. L'acide phénylhydracrylique, $C^6H^5 — C(OH) = CH — CO^2H$ (quelquefois dans le sang-dragon).

V. Acide coumarique, $C^6H^4 \begin{cases} OH\ (1) \\ CH=CH — CO^2H\ (4) \end{cases}$ (Akaroïde jaune et ak. rouge).

VI. L'acide férulique, $C^6H^3 \Big\langle \begin{matrix} OH\ (\text{\tiny 1}) \\ O - CH^3\ (2) \\ CH = CH - CO^2H\ (4) \end{matrix}$

(Assa fœtida).

VII. L'acide ombellique $C^6H^3 \Big\langle \begin{matrix} OH\ (\text{\tiny 1}) \\ OH\ (2) \\ CH=CH-CO^2H\ (4) \end{matrix}$

dont l'ombelliférone est l'anhydride (Assa fœtida, galbanum).

On voit que les acides aromatiques qui entrent dans la composition des résines éthérées sont, pour la plupart, des acides phénols. Le seul acide de la série grasse qui ait été jusqu'alors rencontré dans les résines (succin)

est l'acide succinique $\Big\langle \begin{matrix} CH^2 - CO^2H \\ | \\ CH^2 - CO^2H \end{matrix}$

Alcools entrant dans la composition des résines.

Quant aux alcools qui saturent ces acides, tantôt ils sont incolores et ne donnent pas de réaction au tanin, on les nomme résinols; tantôt ils sont colorés et donnent alors les réactions des tanins. Ce sont les résino-tannols.

Résinols. — Parmi les résinols, citons :

Le succino-résinol $C^{12}H^{20}O$ retiré du succin par Tschirch et Aweng.

Le storésinol $C^{36}H^{58}O$.

Le benzorésinol $C^{16}H^{25}(OH)O$ du benjoin (Tschirch et Lüdy).

Le chironol $C^{28}H^{47}$ (OH) retiré de l'opoponax par Tschirch et Baur.

Le storésinol et le benzorésinol sont très voisins comme le prouve l'examen spectroscopique de leurs solutions dans l'acide sulfurique concentré. Entre le succinorésinol et storésinol, il n'y a aucune différence dans le pourcentage de leurs éléments.

Tous les résinols appartiennent à la série aromatique.

Résinotannols. — Les résinotannols les mieux connus sont :

Le siarésinotannol $C^{12}H^{13}O^2$ (OH) du benjoin de Siam (Tschirch et Lüdy).

Le sumarésinoannol $C^{48}H^{19}O^3$ (OH) du benjoin de Sumatra (Tschirçh et Lüdy).

Le tolurésinotannol $C^{17}H^{17}O^4$ (OH) du baume de Tolu (Tschirch et Oberländer).

Le galbarésinotannol $C^{18}H^{10}O^2$ (OH) du galbanum (Tschirch et Conrady).

L'ammorésinotannol $C^{18}H^{20}O^2$ (OH) de la gomme ammoniaque (Tschirch et Luz).

Le dracorésinotannol C^7H^9H (OH) du sang-dragon (Tschirch et Dieterich).

Le papax-résinotannol $C^{43}H^{46}O^{13}$ de l'arakoïde jaune (Tschirch et Hildebrand).

Acides résiniques ou acides résinols.

Les acides résiniques ou acides résinols existent principalement à l'état libre dans les résines. Ce sont

des acides-phénols et par conséquent comme tels renferment les groupements hydroxile (OH) et carboxyle
(CO_2H).

Les principaux sont :

L'acide podocarpinique $C^{17}H^{22}O^3$ de la résine de po-
docarpine (Oudemans).

L'acide abiétique $C^{44}H^{64}O^5$ de la colophane, d'après
Maly, et $C^{19}H^{28}O^2$, d'après Mach.

L'acide pinarique $C^{20}H^{30}O^2$, de la résine de pin.

L'acide abiétinosuccinique $C^{80}H^{120}O^5$, du succin
(Tschirch et Aweng).

L'acide oxysandaralique $C^{45}H^{66}O^7$,

$$C^{43}H^{61}O^3 \left\{ \begin{array}{l} OCH^3 \\ OH \\ CO^2H \end{array} \right.$$

L'acide oxycallitrique $C^{65}H^{84}O^8$.

$$C^{64}H^{82}O^5 \left\{ \begin{array}{l} OH \\ CO^2H \end{array} \right.$$

Tous deux retirés de la sandaraque par Tschirch et
Balzer.

Les acides oxytrachilique et isoxytrachylique possédant la même formule brute $C^{56}H^{88}O^8$ et tous deux
retirés du copal par Tschirch et Stephan.

L'acide oxydammarique $C^{56}H^{80}O^8$ de la gomme Da-
mar (Tschirch et Glimann).

$$C^{54}H^{77}O^3 \left\{ \begin{array}{l} OH \\ CO^2H \\ CO^2H \end{array} \right.$$

Les acides gaïacorésinique $C^{20}H^{26}O^{11}$ et gaïaconique
$C^{19}H^{20}O^5$, de la résine de gaïac (Hadelich).

L'acide capavique $C^{20}H^{30}O^2$ du baume de copahu (Schweitzer).

Les autres acides du baume de copahu et les acides de la gomme-élémi appartiennent à cette même série des acides résiniques.

Enfin, une dernière classe de corps, appelés *résènes* constitue un groupe de substances ayant toutes pour propriétés communes d'opposer une grande résistance aux agents réactionnels, ce qui les rend impossibles à classer. Ce ne sont ni des carbures d'hydrogène, ni des alcools, acides, éthers, aldéhydes ou acétones, mais ils appartiennent à la série aromatique.

Tous sont insolubles dans les alcalis.

Les résènes les mieux connus sont les suivants :

L'α-panaxrésène $C^{32}H^{54}O^4$.

Le β-panaxrésène $C^{32}H^{52}O^5$, tous deux retirés de l'opoponax par Tschirch et Baur.

L'α- et le β-dammarésènes $C^{34}H^{52}O^3$, retirés de la résine dammar par Tschirch et Glimann.

L'α-copalrésène $C^{25}H^{38}O^4$, retiré du copal par Tschirch et Stephan.

Le drarésène $C^{26}H^{44}O^2$ retiré du sang-dragon par Tschirch et Dieterich.

Cette étude bibliographique des propriétés chimiques des résinoïdes nous montre l'analogie de ces substances avec les corps gras et justifie dès maintenant l'application des méthodes d'analyse que nous avons employées dans le cours de nos recherches. Pour les produits que nous avons étudiés, nous avons adopté la classification de Lewton, classification plus simple, quoique peut-être moins rationnelle et moins scienti-

fique que la précédente, basée uniquement sur les propriétés chimiques.

Lewton divise les corps résinoïdes comme suit :

1º **Véritables résines.**

Ce sont des corps végétaux durs, pulvérisables, sem-
blables extérieurement, insolubles dans l'eau froide et
dans l'eau chaude et brûlant avec une flamme fuligi-
neuse. Ils contiennent beaucoup de carbone, pas
d'oxygène, ni d'azote. Leur composition chimique
montre qu'en général ce sont des mélanges d'acides
résiniques.

On les subdivise en plusieurs groupes :

α. Le groupe du copal. Ce sont des résines qu'on
trouve seulement à l'état fondu. Elles sont solubles dans
les dissolvants habituels.

β. Le groupe des dammars. Ce sont des résines plus
ou moins solubles dans l'éther, le chloroforme, la
benzine, l'acétone, l'essence de térébenthine. Elles sont
insolubles dans l'alcool.

γ. Le groupe de la sandaraque. Les résines de ce
groupe sont plus ou moins solubles dans l'alcool sans
chauffer. De même la résine de gaïac.

δ. Le groupe de la colophane. Ce groupe comprend
des résines solubles dans l'alcool sans résidu.

ε. Le groupe du benjoin. Ce sont des substances solubles dans l'alcool et qui donnent les acides benzoïque et
cinnamique.

ζ. Le groupe *Shellac*. Produits d'élimination résineux qui proviennent de piqûres d'insectes. Ils sont solubles dans l'alcool avec trouble.

2° **Gommes-résines**.

I. *Gommes-résines inodores*. — Ce sont des produits de séparation des plantes sans huiles volatiles. Ils se composent de mélanges variables de gommes et de résines et donnent une émulsion avec l'eau. Exemple : la gomme-gutte.

II. *Gommes-résines odorantes*. — Elles ont la même composition et les mêmes propriétés que les précédentes, mais renferment des huiles éthérées.

Leurs subdivisions sont les suivantes :

α. Le groupe de l'assa-fœtida. Les gommes-résines de ce groupe proviennent surtout d'ombellifères (assafœtida, galbanum, gomme-ammoniaque, opoponax.)

β. Le groupe de la myrrhe. Ce sont des produits à odeur plus ou moins agréable qui viennent surtout des burséracées (myrrhe, olibau, bdellium).

3° **Oléo-résines**.

Les oléo résines sont des produits d'élimination qui se composent de résines et d'huiles volatiles. Les premières sont souvent dissoutes dans les secondes, ce qui fait que ces corps sont liquides le plus souvent.

Leurs subdivisions sont les suivantes :

α. Le groupe des vernis qui comprend des substances donnant, quand on les sèche sur une surface, un extrait brillant. Elles proviennent surtout des anacardiacées.

β. Le groupe du copahu. Ce sont des liquides d'odeur agréable qui, pour la plupart, peuvent être considérés comme des baumes, dont ils se distinguent par leur faible contenance en résine.

γ. Le groupe des térébenthines. Ce groupe se compose de résines tendres qui renferment plus ou moins de matières volatiles. Elles proviennent des conifères.

δ. Le groupe élémi. Ce sont des résines tendres, avec rarement plus de 10 p. 100 d'huile éthérée. Elles proviennent des burséracées.

4° **Véritables baumes**.

Ce sont des produits d'élimination se composant de résines, d'acides aromatiques, d'alcools, d'éthers (baume de Tolu, styrax liquide.)

Nous avons divisé notre mémoire en deux parties:

Dans la première, nous exposons les méthodes d'analyses qui nous ont servi dans le cours de nos recherches.

Dans la seconde, nous donnons les constantes physiques et chimiques des substances que nous avons étudiées.

PREMIÈRE PARTIE

1° PROCÉDÉS DE DÉTERMINATION DES CONSTANTES PHYSIQUES

La densité, le point de fusion, la viscosité et la solubilité nous ont paru devoir être employés à la carac-
térisation des matières résineuses.

Densité à 15°. — Nous nous sommes servi, pour
la détermination de la densité des matières résineuses,
à la température de 15°, de la méthode du flacon que
nous avons cru bien supérieure à toutes les autres.

Point de fusion. — Cette opération est très déli-
cate parce qu'entre l'état liquide et l'état solide des
matières résineuses il y a des états intermédiaires de
transition que les nombreux petits procédés que l'on
prône tous les jours ne permettent guère mieux de
préciser les uns que les autres. Celui qui nous a sem-
blé préférable est le suivant :

Nous avons placé les résines à la surface d'un bain
de mercure dont nous avons élevé progressivement la
température ; un thermomètre étant plongé dans la
masse du bain et le solide étant protégé contre le re-

froidissement à l'aide d'un petit entonnoir renversé, nous avons noté la température au moment où s'est produit le changement d'état.

Viscosité à 60°. — La viscosité des matières résineuses se présentant ordinairement à l'état liquide, est assez constante pour que l'on puisse l'utiliser à l'identification de quelques-unes. Nous avons construit, pour la déterminer, un viscosimètre dans le genre de celui dont E. Schmidt s'est servi pour les huiles. C'est une pipette, dont la partie renflée contient 5 centimètres cubes, avec un tube inférieur ou de sortie auquel nous avons donné un diamètre interne de 2 millimètres. Le tube supérieur est muni en haut d'un petit bouchon et se prolonge en une fine effilure à travers la partie renflée jusque vers le tube de sortie, disposition qui régularise le départ du liquide à la façon d'un flacon de Mariotte. Cette pipette se fixe au moyen d'un bouchon de caoutchouc dans une cloche à douille. Cette cloche, pendant les opérations, est remplie d'eau à 60°, car il importe d'opérer rigoureusement à cette température déterminée, la viscosité se modifiant notablement sous les plus légères variations de celle-ci. Pour remplir la burette, on la sort de la cloche, et, la tenant renversée, on plonge d'abord dans de l'eau distillée le tube supérieur dont on a enlevé le bouchon, puis on aspire par le tube de sortie. Quand la pipette est remplie, on la ferme avec un petit bouchon. On peut alors la fixer tout à son aise dans la cloche. Cela fait, on remplit celle-ci d'eau à 62° environ et on attend jusqu'à ce qu'elle soit descendue à 60°. Alors, en enlevant le bouchon, le liquide s'écoule lentement et régulièrement. On note exactement le temps mis jusqu'à la sortie complète. Ce temps est pris pour unité et représente la graduation de l'instrument. On opère de même avec la résine. Si l'on divise le temps que l'eau a mis à s'écouler par le temps mis par la résine dans les mêmes conditions à 60°, on obtient le degré de viscosité.

Solubilité. — Les sucs résineux sont solubles dans l'alcool, les dissolvants organiques en général, et insolubles dans l'eau. La résine de jalap est pourtant insoluble dans l'éther, et le copal à peu près complètement insoluble dans l'alcool.

2° PROCÉDÉS DE DÉTERMINATION DES CONSTANTES CHIMIQUES

Les procédés dont nous nous sommes servi pour la détermination des constantes chimiques des matières résineuses, après leur avoir fait subir, toutefois, d'importantes modifications, sont employés par la chimie analytique des corps gras. Ce sont ceux qui servent à l'obtention des indices d'acidité, de saponification, d'éthérification et d'iode.

Dans ces différentes méthodes, nous avons dissous dans l'alcool à 95° les résines proprement dites, les oléo-résines et les baumes ; pour les gommes-résines, nous avons employé l'alcool à 60°. A celles des solutions qui nous ont paru contenir des parties insolubles, nous avons ajouté de l'éther ou du chloroforme.

Indice d'acidité ou de Burstyn. — L'indice de Burstyn exprimera le nombre de milligrammes de potasse nécessaire pour saturer 1 gramme de résine.

Nous avons dissous 1 gramme de matière résineuse dans 50 centimètres cubes d'alcool additionné de phénolphtaléine, et l'acidité a été titrée au moyen d'une solution alcoolique demi-normale de potasse.

Indice de saponification ou de Kœttstorfer. — L'indice de Kœttstorfer représentera en milligrammes la quantité de potasse nécessaire à la saponification de 1 gramme de matière résineuse.

Nous avons placé dans un petit ballon surmonté d'un appareil à reflux 1 gramme de résine et 25 centimètres cubes d'une solution alcoolique demi-normale de potasse et avons fait bouillir le mélange quinze minutes. Puis, nous avons étendu avec 100 centimètres cubes d'alcool et fait bouillir à nouveau. Enfin, après refroidissement, nous avons titré avec une solution demi-normale l'acide chlorhydrique.

De la différence entre les nombres de centimètres cubes employés des deux solutions, nous avons déduit l'indice de Kœttstorfer.

Pour cette détermination et la première, il est nécessaire de contrôler fréquemment le titre de la solution alcaline, car elle est sujette à brunir et à s'altérer. Il faut aussi ramener à 15° cette solution au moment où l'on prélève les 25 centimètres cubes pour l'indice de Kœttstorfer.

Dans les deux cas, la phénolphtaléine nous a paru, par la fixité des virages, préférable aux autres réactifs comme indicateur. Nous nous sommes pourtant servi du bleu soluble Poirier pour les solutions dont la couleur était par trop rougeâtre.

Indice d'éthérification. — L'indice d'éthérification se déduit facilement de la différence entre l'indice d'acidité et celui de saponification.

Indice d'iode ou d'Hübl. — L'indice d'Hübl donnera le nombre de milligrammes d'iode fixés par 1 gramme de suc résineux.

Nous avons pesé 1 gramme de suc résineux, l'avons ensuite dissous dans 50 centimètres cubes d'alcool, et mis la solution obtenue dans un flacon à titrage bouché à l'émeri. On évite ainsi l'action de l'iode sur le liège qui fixe le métalloïde et occasionne par cela même des causes d'erreur dans le dosage. A ces 50 centimètres cubes, nous avons ajouté 25 centimètres cubes de liqueur d'Hübl. Quand la décoloration avait lieu, nous ajoutions encore 25 centimètres cubes de liqueur, et ainsi de suite. Le tout était ensuite laissé vingt-quatre heures au repos.

En même temps, nous versions dans un vase semblable 25 centimètres cubes de liqueur d'Hübl, et l'abandonnions pendant le même temps. Ce liquide nous servait comme témoin.

Au bout de ce temps, nous avons introduit dans chacun des flacons quelques centimètres cubes d'une solution d'iodure de potassium et avons titré l'iode en excès par l'hyposulfite de soude, en présence d'emplois d'amidon.

Les liqueurs nécessaires à ces diverses opérations ont été préparées de la façon suivante :

1° Liqueur d'Hübl :
Iode pur 25 grammes
Sublimé 3o   —
Alcool à 95° 1000 centimètres cubes

2° Solution d'iodure de potassium :
Iodure 1 gramme
Eau 10   —

3° Solution d'hyposulfite de soude :
Hyposulfite 24 gr. 8o8
Eau q. s. p. f. 1 litre.

4° Solution d'empois d'amidon :
Préparée d'après les procédés ordinaires.

Après avoir introduit l'hyposulfite dans chacun des vases, nous avons multiplié par o gr.0127, coefficient de l'iode, le nombre qui représentait la différence des volumes employés, et avons ainsi obtenu la proportion de métalloïde absorbé par 1 gramme de suc résineux.

SECONDE PARTIE

CHAPITRE PREMIER

RÉSINES

RÉSINE LAQUE

ORIGINE. — La résine laque, appelée aussi *gomme laque* ou simplement *laque*, est le produit d'un insecte de l'Inde, du groupe des Hémiptères et de la famille des Coccidés, le *Carteria lacca* Signoret, Commstock (*Tachardia lacca* Signoret; *Coccus lacca* Kern), qui vit principalement sur des *Ficus* (*F. indica*, *F. religiosa*, *F. bengalensis*, *F. laccifera.* etc.), et aussi, mais plus rarement sur l'*Anona squamosa*, le *Butea frondosa*, le *Zizyphus jujuba*, le *Croton lacciferum*, le *Mimosa cinerea*.

On n'est pas encore exactement fixé sur la formation de ce produit; la laque est exsudée par l'animal ou est fournie par l'arbre qui le porte, sous l'incitation produite par les piqûres de l'insecte. La première opinion, émise par Geoffroy, a été défendue par Roxburg, Carter, Commstock et Riley, etc. La deuxième a été adoptée par beaucoup de savants, entre autres par Signoret et Laboulbène.

Depuis quelques années, on a signalé d'autres insectes à laque : tel est le *Carteria Larreae* qui vit au Mexique sur l'*arbre à créosote (Larrea mexicana)*, Rosacée de 1 à 2 mètres de hauteur. La sécrétion est moins abondante que dans l'espèce précédente, mais elle est cependant suffisante pour faire l'objet d'une exploitation. Ce produit porte le nom de *Laque de l'Arizona*.

CARACTÈRES EXTÉRIEURS. — La résine laque se présente sous plusieurs formes dans le commerce.

1° La *laque en bâtons* (Stick Lac). — C'est la laque telle qu'on la rencontre dans la nature. Elle se présente en amas résineux brunâtres, d'un roux brun, formant manchon autour des branches, couverte à la surface de mamelons qui correspondent à autant de logettes renfermant un insecte.

2° La *laque en grains* (Seed Lac). — On désigne ainsi la laque naturelle détachée des rameaux et réduite en fragments plus ou moins volumineux.

3° La *laque en écailles* (Shell Lac). — Elle est préparée en faisant fondre la laque naturelle dans l'eau bouillante un peu alcalinisée, filtrant à travers une toile et coulant sur une pierre plate. On obtient ainsi des plaques de dimensions variables. De la sorte, la laque est débarrassée des corps infusables, mais elle a perdu une quantité plus ou moins considérable de sa matière colorante : d'où les variétés brune, rouge ou blonde de la laque en écailles.

4° La *laque blanche* (White Lac). — La laque blanche provient de la décoloration de la laque dans l'opération industrielle du blanchiment.

CONSTANTES PHYSIQUES ET CHIMIQUES. — La densité de la laque à 15° est de 1,05 à 1,11, son point de fusion 64° à 65°. Elle est incomplètenent soluble dans l'alcool. Ses constantes chimiques sont les suivantes : Degré d'acidité, 61 à 62.2 ; degré saponique, 212 à 214°5 ; degré d'éthérification, 145,8 à 152,5 ; degré iodique, 7 à 9,5.

COMPOSITION CHIMIQUE. — L'alcool à 95° permet de séparer la résine laque en trois parties :

1° Une première partie est soluble dans l'alcool à froid. Cette partie est la plus importante ; c'est elle qui donne à la laque son caractère résineux. La laque en bâtons en renferme 68 p. 100 ; la laque en plaques, jusqu'à 90 p. 100. Sa nature est mal connue ; elle paraît formée, d'après Bénédickt, de plusieurs acides de la série grasse.

2° Une deuxième partie est soluble dans l'alcool à l'ébullition et elle s'en dépose en aiguilles par le refroidissement ; sa proportion varie de 3 à 4 p. 100 ; elle a les propriétés et la composition des cires : c'est la cire de la *gomme-laque*. Cette cire est jaune rougeâtre, facilement cassante ; sa densité varie de 0,970 à 0,980, suivant qu'elle est cristalline ou amorphe. Elle fond de 76° à 77° et cristallise en partie en se solidifiant, si le refroidissement est long. Son odeur est agréable et rappelle celle de la laque chauffée ; ses propriétés, sauf la couleur, la rapprochent de la cire de Carnauba. Cette cire est formée de 50 p. 100 d'alcool myricique libre ; l'autre moitié est formée d'*éthers myriciques* dans lesquels l'alcool est éthérifié par les *acides mélis-*

sique, *cérotique*, *oléique*, *palmitique*, et par un acide indéterminé, résineux, brûlant avec une odeur très aromatique. On trouve aussi dans cette cire une petite quantité d'*alcool cérylique*, libre ou combiné avec les acides précédents.

3° Une troisième partie est complètement insoluble dans l'alcool bouillant. Elle se compose de débris d'insectes, d'un ou de plusieurs principes azotés non encore étudiés et enfin d'une matière cireuse en faible quantité, 0,50 p. 100. Cette matière cireuse peut être séparée par la benzine chaude d'où elle cristallise par refroidissement. La cire que l'on obtient ainsi de la laque en grains fond à 92° et M. Gascard a montré que ce principe immédiat devrait être considéré comme l'*Éther myricimélissique*, $C^{30}H^{60}$ ($C^{30}H^{60}O^2$), dans lequel l'alcool myricique est éthérifié par l'acide correspondant. Toutefois le produit que M. Gascard a obtenu de la laque en bâtons par le même traitement ne fond qu'à 94°. C'est aussi un éther cristallisé ayant les propriétés physiques des cires, dans lequel l'alcool myricique est éthérifié par un acide azoté encore mal connu. En somme, la caractéristique de la résine laque est de renfermer des alcools et acides de la série grasse.

En outre de ces principes, la laque en bâtons ou en grains renferme 8 à 10 p. 100 d'une *matière colorante* analogue à celle de la cochenille, elle est soluble dans le carbonate de soude, d'où on peut la précipiter par l'alun. Le précipité obtenu qui porte le nom de laclaque, est employé dans la teinture.

Usages. — La résine laque est, en Indo-Chine,

l'objet d'un commerce important. Cultivé sur les arbres appelés communément laquiers, ce produit vient surtout du Bengale, du Péju, de Madras et de Siam. La laque a été jadis préconisée comme astringente et tonique ; elle n'est plus employée que dans les préparations dentifrices, surtout comme matière colorante. L'industrie en fait usage dans la teinture dans la préparation des couleurs fines, de certains vernis et de la cire à cacheter.

POIX DE BOURGOGNE

ORIGINE. — Cette substance, aussi appelée *poix blanche*, est retirée du *faux sapin* ou *épicéa (Abies excelsa* D. C., *Pinus Abies*, L.), conifère répandu dans les forêts de l'Europe, très abondant dans les pays septentrionaux, mais se rencontrant aussi dans les Vosges, le Jura, les Alpes, les Pyrénées et les Cévennes.

CARACTÈRES EXTÉRIEURS. — C'est une substance un peu opaque, solide et cassante à froid, d'une couleur fauve assez foncée avec des taches couleur lie de vin. Avec le temps, elle prend la forme des vases qui la contiennent. Son odeur est assez forte, presque balsamique, et sa saveur douce, parfumée, non amère.

CONSTANTES PHYSIQUES ET CHIMIQUES. — La densité à 15° de la poix de Bourgogne est de 1,08 à 1,09 ; son point de fusion, 41° à 43°. Elle se dissout dans l'acide

acétique cristallisable, dans l'acétone, et incomplètement dans l'alcool absolu.

Ses constantes chimiques sont les suivantes : Degré
d'acidité, 159, 6 à 163; degré saponique, 180, 4 à 192;
degré d'éthérification, 17, 4 à 32, 4; degré iodique,
134 à 138, 2.

Composition chimique. — La poix de Bourgogne
contient une petite quantité d'*essence* lévogyre et une
forte proportion de *résine* renfermant surtout de l'*acide
abiétique.*

Usages. — Ce produit entre dans la composition de
certains emplâtres, et particulièrement dans l'*emplâtre de poix de Bourgogne du Codex.*

COLOPHANE

Origine. — La colophane est le résidu de la distillation des oléo-résines (térébenthines) des conifères.
Lorsqu'on a distillé ces oléo-résines, on coule les ré-
sidus sur des filtres à mailles métalliques très serrées
et on laisse durcir le produit obtenu par refroidissement.

La térébenthine de Bordeaux a longtemps fourni la
colophane du commerce, il en arrive maintenant de
grandes quantités d'Amérique.

Caractères extérieurs. — C'est une substance solide, que l'on trouve en fragments de taille et de forme
variables, d'une couleur jaune ou brune, plus ou moins

foncés, d'apparence vitreuse, transparents, très cassants, et friables. La cassure de la colophane est conchoïdale, sa poudre blanche. A peu près inodore à froid, elle dégage une odeur résineuse quand on la broie. Sa saveur est faiblement amère sous la dent.

Constantes physiques et chimiques. — Sa densité à 15° est de 1, 07 à 1,08, son point de fusion de 135° à 136° 5. Elle est soluble dans l'alcool, l'éther, l'acétone, l'essence de térébenthine, la benzine, les huiles fixes et volatiles. Son degré d'acidité est de 142 à 146, 3 ; son degré saponique, 164, 7 à 169, 4, degré d'éthérification, 19, 6 à 22, 7 ; degré iodique 112, 4 à 118.

Composition chimique. — Sa composition chimique n'est pas encore exactement connue ; on la considère comme un produit d'oxydation du pinène, renfermant plusieurs acides : *pinique*, *pinarique*, *sylvique* et *abiétique*.

A la distillation, elle donne un dicerpène, le *colophène* $C^{20} H^{32}$, ce qui permet de ranger ce produit dans le groupe des polyterpènes.

Usages. — La colophane est employée dans la préparation de plusieurs onguents.

DAMMARS

Origine. — Dans le commerce, on connaît sous le nom de dammars des résines provenant de végétaux très différents : outre les dammars vrais produits par les *dammars* (*D. orientalis* Lamb., *Dammara australis* Lamb., *Dammar lanceolata* Liudl.), le « Dammar de l'Inde » est supposé fourni par le *Shorea robusta*, le « Dammar blanc » par le *Vateria indica*, appartenant tous deux à la famille des Diptérocarpés ; le *Canarium strictum* de la famille des Burséracées, donnerait le « Dammar noir ».

CARACTÈRES EXTÉRIEURS. — Ils se présentent en morceaux irréguliers, souvent très gros, jaunâtres ou peu colorés, transparents, à cassure vitreuse, conchoïdale, à odeur peu marquée et à saveur résineuse. Ces morceaux sont friables et donnent une poudre blanche. On les trouve aussi en gros morceaux, de couleur jaune pâle ou jaune verdâtre avec des reflets d'opale. Ils sont généralement transparents, sauf dans leur partie centrale qui est un peu nébuleuse. Leur partie intérieure est constituée par une croûte opaque et d'apparence terreuse.

CONSTANTES PHYSIQUES ET CHIMIQUES. — La densité des dammars varie de 1,04 à 1,09, leur point de fusion de 169° à 171°. Ils sont solubles dans l'essence de térébenthine, dans SO^4H^2 dans les huiles grasses et volatiles, dans l'alcool bouillant, et, en partie seulement, dans l'alcool absolu et dans l'éther. Ses constantes chimiques sont les suivantes : Degré d'acidité 31 à 34 ; degré sap. 45 à 48,3 ; degré d'éth., 12,2 à 14,3 ; degré iodique, 62 à 65,4.

Composition chimique. — Le dammar qui porte aussi le nom de *résine de Kaori*, donne par distillation sèche une *essence* appelée *dammarol* par Thomson et *dammarylène* par M. Bocquillon ; sa formule serait $C^{40}\,H^{28}\,O^3$ ou $C^{45}\,H^{36}$. Il reste comme résidu une résine constituée par un acide résinolique, l'*acide dammarique* $C^{40}\,H^{30}\,O^6$, donnant des sels cristallisés, et une résine neutre, le *dammaryle* $C^{45}\,H^{12}$.

Usages. — Dans l'industrie, les dammars sont utilisés pour la préparation des vernis.

SUCCIN

Origine. — Le *succin*, *ambre jaune* ou *karabé*, est une résine fossile, provenant d'arbres aujourd'hui éteints, que l'on attribue à un conifère, le *Pityoxylon succinifer*. Ce produit est très abondant sur les bords de la mer Baltique.

Caractères extérieurs. — Il se présente en morceaux arrondis, généralement petits et recouverts d'une croûte terne, assez dure. Débarrassé de cette croûte, il se montre formé par une substance solide, dure, cassante, transparente, mais parfois opaque et blanchâtre, à cassure conchoïdale. Il est ordinairement jaune ou un peu verdâtre, plus rarement brun. Sa cassure est plus ou moins brillante. Il est inodore et insipide. Frotté, il dégage une odeur faiblement aromatique et acquiert des propriétés électriques.

Par distillation sèche, il donne de l'acide *succinique*.

CONSTANTES PHYSIQUES ET CHIMIQUES. — La densité à 15 dusuccin est de 1,08 à 1,086, son point de fusion 169° à 171°. Il est soluble à peine dans l'alcool, l'éther, le chloroforme, le sulfure de carbone, les huiles fixes et volatiles. Ses constantes chimiques sont les suivantes : degré d'acidité, 28 à 34,6 ; degré saponique, 142 à 145,2 ; degré d'éth. 110,6 à 115,4 , degré iodique, 35 à 38,1.

USAGES. — Le succin est peu employé. Il a été réputé comme antispasmodique.

SANDARAQUE

ORIGINE. — La sandaraque est une résine qui s'écoule naturellement du *Callitris quadrivalvis* Vent. *(Thuya articulata* Desf.). Ce conifère est abondant dans les montagnes de l'Atlas, en Algérie et au Maroc. Elle arrive de cette dernière contrée par la voie de Mogador.

CARACTÈRES EXTÉRIEURS. — Elle se présente ordinairement en larmes translucides d'un jaune pâle, cylindriques, grêles, à cassure vitreuse et d'une transparence de cristal, d'odeur faible et térébenthacée, plus prononcée à chaud, et de saveur nulle. Elles sont recouvertes d'une poussière blanche très fine et, sous la dent, s'écrasent en une poudre sablonneuse.

Composition chimique. — La sandaraque paraît formée de trois résines.

Constantes physiques et chimiques.— La densité à 15° de la sandaraque est de 1,06 à 1,07 ; son point de fusion, 145° à 146°. Elle est complètement soluble dans l'alcool et dans l'éther

Ses constantes chimiques sont les suivantes : degré d'acidité, 136,2 à 142 ; degré d'éthérif., 26 à 38,9 ; degré saponique, 168 à 175,1 ; degré iodique, 62 à 65,9.

Usages. — La sandaraque sert à la confection des vernis. Réduite en poudre, elle est employée surtout par les Arabes, comme agent hémostatique.

SANG-DRAGON

Origine.— Le sang-dragon est produit par le *Calamus Draco* Willd. *(Dœmonorops Draco* Blume, palmier du groupe des Rotangs, qui croît à Sumatra, à Bornéo, aux Moluques et dans les forêts marécageuses de l'Indo-Chine. La résine exsude des fruits. Pour obtenir un sang-dragon de bonne qualité, on secoue fortement les fruits du calamus dans un sac, ou bien on les bat, ce qui fait tomber facilement par plaques la résine sèche qui se trouve à leur surface. Pour la débarrasser des impuretés, on la fait fondre au feu ou au soleil ; puis tandis qu'elle est encore molle, on la pétrit en boules ou en baguettes, que l'on enveloppe dans les feuilles d'un autre palmier, le *Licuata spinosa*. C'est le *sang-dragon en roseaux*.

On obtient le *sang-dragon en masses* en broyant les fruits, les faisant bouillir et réunissant en une seule masse les débris des fruits et la résine. C'est un sang-dragon de qualité inférieure.

CARACTÈRES EXTÉRIEURS. — Le *sang-dragon en ro-seaux* se présente sous deux formes, en *baguettes* ou en *boules*. La drogue est compacte, cassante, assez légère ; sa surface colorée en brun rougeâtre très foncé est lisse, terne. La cassure est compacte, poreuse, luisante par places; la poudre qu'on obtient en grattant la surface extérieure ou la cassure est d'un brun ocreux.

CONSTANTES PHYSIQUES ET CHIMIQUES. — Sa densité à 15° est de 1,72 à 1,75 ; et son point de fusion 120° à 123°. Il est soluble dans l'alcool, le chloroforme, la benzine, l'acide acétique, la soude, insoluble dans les essences non oxygénées.

Ses constantes chimiques sont les suivantes : degré d'acidité, 138 à 145, 2 ; degré saponique, 138,9 à 147,2 ; degré d'éthérif., 0,9 à 2,4; degré iodique, 58,9 à 86,9.

COMPOSITION CHIMIQUE.— Le sang-dragon se compose en majeure partie d'une *résine*, dont la proportion varie suivant la qualité (70 à 90 p. 100), d'*acide ben-zoïque* à l'état libre, et d'une faible proportion de *ma-tière grasse* et de *sels de chaux*.

La résine du *sang-dragon* est rouge, amorphe, à réaction acide ; elle donne à la distillation sèche du *toluène* et du *styrol*. Au point de vue de sa constitution chimique, c'est un *éther résineux* résultant de la combinaison de l'*acide orthoxycinnamique* ou *acide orthocoumarique* avec le dracorésitannol.

Usages.— Le sang-dragon était autrefois employé comme astringent ; actuellement, il ne sert qu'à la préparation de certains emplâtres et de quelques poudres dentifrices. Dans les arts, il sert à la confection des vernis.

RÉSINE DE JALAP

Origine.— La résine de jalap est obtenue en traitant la poudre de jalap, *Exogonium purga* Benth (*Convolvulus officinalis* Pelletan, *Ipomea purga* Chois. ; *Ip. jalappa* Nutt.), par l'alcool à 85° qui dissout la résine ; par addition d'eau, celle-ci se précipite sous forme d'une masse visqueuse et molle. On la dessèche à l'étuve, puis on la purifie.

Caractères extérieurs. — La résine de jalap est brune, d'une saveur âcre et légèrement aromatique.

Constantes physiques et chimiques. — La densité à 15° de la résine de jalap est de 1,25 à 1,26 ; son point de fusion, 151° à 152°. Elle est soluble dans l'acide acétique cristallisable, *insoluble dans l'éther* et l'éther de pétrole. Ses constantes chimiques sont les suivantes : Degré d'acidité, 15,2 à 16,9 ; degré saponique, 279,4 à 282 ; degré d'éthérification, 262,5 à 266,8 ; degré iodique, 23,2 à 24,1.

Composition chimique. — La résine de jalap est presque entièrement constituée par un glucoside, la *convolvuline* $C^{61} H^{108} O^{27}$. Ce principe, obtenu à l'état de pureté par un traitement approprié de la résine, est soluble dans l'alool et l'acide acétique cristallisable, insoluble dans l'éther et l'éther de pétrole. L'acide sulfurique prend avec la convolvuline une coloration allant du rouge au rouge brun. Traitée par l'hydrate de baryte, la convolvuline se dédouble en acide *convolvulinique* fixe et en *acide méthyléthylacétique* volatil :

$$C^{61} H^{103} H^{27} + 3 H^{20} = 2 C^{28} H^{52} H^{14} + C^{5} H^{10} O^{2}$$

Convolvuline   Acide   Acide
convolvulinique méthyléthylacétique

L'acide convolvulinique traité par les acides minéraux étendus bouillants se dédouble en glucose et en un nouvel acide, l'acide *convolvulinolique* $C^{16} H^{30} O^{3}$.

$$C^{28} H^{52} O^{14} + H^{2} O = 2 C^{6} H^{12} O^{6} + C^{16} H^{30} O^{3}$$

Acide   Glucose   Acide
convolvulique   convolvulinolique

Usages. — La résine de jalap est un purgatif drastique puissant, provoquant des évacuations alvines qui ne sont pas suivies de constipation.

RÉSINE DE SCAMMONÉE

Origine. — La résine de scammonée est retirée d'une gomme-résine, la scammonée, qui est obtenue par incision de la racine du *Convolvulus scammonia L.* *(C. Syriacus* Morrh.). Il paraît qu'on en retire aussi de la racine du *C. hirsutus* Ster. *(Conv. sagitti folius* Sibth.)

Caractères extérieurs. — La résine de scammonée est blanche ou à peine colorée, légèrement odorante et d'un saveur presque nulle.

Constantes physiques et chimiques. — La densité à 15° est de 1,23 à 1,24 et son point de fusion, 124° à 125°5. Elle est soluble dans l'alcool, l'éther, le chloroforme, la benzine, l'essence de térébenthine et l'ammoniaque. Ses constantes chimiques sont les suivantes : degré d'acidité, 16,8 à 17,2, degré saponique, 278 à 280,2 ; degré d'éthérification, 260,8 à 263,2 ; degré iodique, 20,5 à 21,2.

Composition chimique. — La résine de scammonée est un glucoside. D'après le Codex, la scammonée doit en renfermer de 75 à 80 p. 100.

Ce glucoside porte le nom de *scammonine* ou de *jalapine* dont la formule brute est $C^{88} H^{153} O^{42}$.

Sous l'influence des alcalis et des alcalino-terreux, la scammonine s'hydrate et se transforme en *acide scammonique :*

$$C^{23} H^{156} O^{42} + 10 H^2O = 4 C^{22} H^{44} O^{13}$$

Scammonine.   Acide scammonique.

En oxydant la scammonine avec de l'acide azotique, elle donne de l'acide sébacique, de l'acide valérianique, de l'acide butyrique, de l'acide oxalique et de l'acide carbonique qui se dégage pendant la réaction. L'oxydation par le permanganate de potasse donne de l'acide valérianique, de l'acide scammonolique et de l'acide oxalique.

Sous l'influence des acides étendus, la scammonine se détriple en donnant du *scammonol*, de l'acide valérianique et un sucre réducteur :

$$C^{88} H^{156} O^{42} + 8 H^{20} =$$

Scammonine.

$$2C^{16} H^{30} O^3 + 4C^5 H^{10} O^2 + 6H^6 H^{11} O^5$$

Scammonol.   Ac. valérianique.   Hexose.

Usages. — La résine de scammonée est un purgatif drastique.

COPALS

Origine. — Les copals sont fournis par plusieurs arbres de la famille des légumineuses : 1° Les *copals de la côte orientale d'Afrique (copals de Madagascar, de Mozambique, de Zanzibar, de Bombay, etc.)*, qui sont de véritables résines fossiles, attribuées aux *Trachylobium verrucosum* et *T. Mossambicense* qui croissent en face de Zanzibar, dans le Mozambique et à Madagascar ; 2° les *copals de la côte occidentale d'Afrique (copals de Sierra-Leone, d'Acra, du Congo,* d'*Angola*, etc.), sont rapportés au *Guibourtia copalli-fera* qui croît dans la Sénégambie et la Guinée; 3° les *copals d'Amérique* (copals du *Brésil* et de *Cayenne)* se trouvent en grosses larmes ou en masses stalacti-formes sur les branches de l'*Hymenaea courbaril*, qui habite les côtes du Vénézuela, de la Guyane et du Brésil.

Caractères extérieurs. — Les copals sont des substances dures, à surface recouverte ordinairement d'une poussière blanchâtre, soluble dans la potasse. Ils possèdent une odeur et une saveur peu prononcées. Leur cassure est brillante et conchoïdale.

Constantes physiques et chimiques. — La densité des copals à 15° est de 1,04 à 1,15, leur point de fusion 95° à 160°. Ils sont peu solubles dans l'alcool, très solubles dans l'éther et surtout dans un mélange d'alcool absolu et d'essence de térébenthine. Leurs constantes chimiques sont les suivantes : degré acidité, 56 à 67, degré saponique, 117,6 à 140; degré d'éthérification, 50 à 82,7; degré iodique, 45 à 57,8.

Usages. — Les copals sont largement employés dans l'industrie, comme une des matières premières les plus importantes pour la préparation des vernis.

ÉLÉMIS

Origine.—Les élémis sont des produits aromatiques fournis par plusieurs arbres de la famille des Anacardiacées, l'*élémi du Brésil* est le produit du *Bursera icicariba*, grand arbre du nord du Brésil. Cette sorte est maintenant introuvable sur les marchés où elle a été remplacée par l'*élémi de Manille*, fourni par le *Canarium commune*.

CARACTÈRES EXTÉRIEURS. — La résine élémi se trouve en masses plus ou moins volumineuses, molles, onctueuses qui, avec le temps, se solidifient et deviennent sèches et cassantes, demi-transparentes, blanc jaunâtre, mêlées de points verdâtres, ou blanches, jaunes, ou jaune verdâtre. Leur odeur fine et agréable rappelle celle du macis ; leur saveur est amère et aromatique. Leur cassure irrégulièrement conchoïdale laisse voir des débris végétaux interposés.

CONSTANTES PHYSIQUES ET CHIMIQUES. — La densité de la résine élémi à 15° est de 1,09 à 1,08 et son point de fusion 106° à 109°. Elle est complètement soluble dans l'alcool bouillant, l'éther, l'essence de térébenthine. Elle a pour contantes chimiques : degré d'acidité 20 à 24,9 ; degré saponique, 23 à 25,6 ; degré d'éthérification, 1 à 5,6 ; degré iodique, 79 à 86.

COMPOSITION CHIMIQUE. — La résine élémi renferme environ 10 pour 100 d'*huile essentielle* incolore, odorante, fortement dextrogyre, appartenant au groupe des essences à terpènes, et une *matière* résineuse, constituée en majeure partie par des *résènes*.

USAGES. — L'élémi possède l'action stimulante des

térébenthines. On l'emploie surtout à l'extérieur, comme topique excitant, sur les vieilles plaies à cicatrisation lente.

MASTIC

ORIGINE. — Le mastic est obtenu par incision du tronc et des branches du lentisque *(Pistacia lentiscus* L.*)*, arbrisseau répandu dans toute la région méditerranéenne et qui s'étend des Canaries jusqu'à la terre des Somalis).

CARACTÈRES EXTÉRIEURS. — Il se présente sous forme de larmes tantôt sphériques ou allongées, tantôt aplaties et irrégulières. Ces larmes sont colorées en jaune pâle, plus ou moins transparentes, mais leur surface est ordinairement recouverte d'un enduit poudreux, grisâtre, dû aux frottements réciproques, et facile à enlever. Leur cassure est toujours conchoïdale et transparente ou parfois un peu opaline. Elles ont une odeur balsamique, faiblement térébenthacée.

Lorsqu'on les mâche, elles forment une masse adhérente entre les dents ; ce caractère les distingue nettement des larmes de sandaraque qui se pulvérisent dans ces conditions.

CONSTANTES PHYSIQUES ET CHIMIQUES. — La densité du mastic varie de 1,06 à 1,005 ; son point de fusion, 108 à 110. Il est soluble dans l'éther, l'essence de girofle, incomplètement dans l'alcool froid, peu dans

$C^0 H^6$ et dans l'acide acétique cristallisé; à chaud dans la moitié de son poids d'acétone. Les constantes chimiques : degré d'acidité 63, 4 à 66, degré sap., 91 à 94,9 ; degré éthér., 27 à 30; degré iod , 62 à 66,4.

COMPOSITION CHIMIQUE. — Suivant Johnston, le mastic est formé de deux résines isomériques, dont l'une nommée, *masticine*, est neutre, insoluble dans l'alcool faible, soluble dans l'alcool concentré bouillant, tandis que l'autre est acide et soluble dans l'alcool froid. On y trouve des traces d'une essence non étudiée.

USAGES.— N'est guère employé en médecine. Avec sa solution éthérée, on imprègne parfois du coton qui sert à remplir les cavités dentaires creusées par la carie.

RÉSINE DE GAIAC

ORIGINE. — La résine de gaïac est obtenue, par incision, du *Guaiacum officinale* et du *Guaiacum sanctum*, qui viennent tous deux à Cuba, à la Jamaïque, à la Martinique et dans l'Amérique tropicale.

CARACTÈRES EXTÉRIEURS.—Elle se présente en masses souvent assez volumineuses, irrégulières, homogènes ou fendillées, recouvertes d'une poussière verdâtre, et renfermant un grand nombre d'impuretés, telles que fragments d'écorce, de bois, etc. La saveur, d'abord peu sensible, produit une impression extrêmement âcre ; son odeur est balsamique, agréable, rappelant celle du benjoin, et s'exaltant par la chaleur et la pulvérisation.

CONSTANTES PHYSIQUES ET CHIMIQUES. — La densité à 15° de la résine de gaïac varie de 1,20 à 1,21 ; son point de fusion, de 82 à 82,5. Elle est soluble dans l'alcool, l'éther, le chloroforme, l'acétone, les solutions alcalines et l'essence de girofle. Ses constantes chimiques sont les suivantes : Degré d'acidité, 8,4 à 10 ; degré sap., 114,8 à 134,4; degré d'éth., 105,7 à 123,9; degré iodique, 83 à 90,1.

COMPOSITIONS CHIMIQUES. — Cette série est surtout constituée par des *alcools résineux (résinols* de Tschirch) ; elle ne renferme ni résines, ni acides résinoliques. Ainsi, à la distillation sèche, elle donne à 118°, du *gaïacène* $C^5 H^8 O$; à 205-210°, du *gaïacol* $C^7 H^8 O^2$; à une température plus élevée, du *créosol* ou *méthylgaïacol* $C^8 H^{10} O^2$, et, après tous ces produits passe la *pyrogaïacine* qui se colore en bleu par les réactifs oxydants. C'est probablement à ce corps qu'est due la coloration analogue prise par la résine dans les mêmes conditions.

USAGES. — La résine de gaïac est surtout employée comme stimulant dans la goutte, le rhumatisme chronique, etc., elle est usitée comme dentifrice.

LADANUM

ORIGINE. — Est retiré du *Cistus creticus*, de la famille des Cistinées.

CARACTÈRES EXTÉRIEURS. — C'est une matière résineuse, d'un noir grisâtre, d'odeur balsamique, suave, de saveur amère. Il fond à la chaleur et brûle avec flamme. Sa cassure d'abord grisâtre, noircit rapidement à l'air.

CONSTANTES PHYSIQUES ET CHIMIQUES. — Sa densité varie de 1,51 à 1,53, son point de fusion de 122° à 124°5. Il est presque entièrement soluble dans l'alcool. Ses constantes chimiques : degré d'acidité, 112 à 126, degré saponique, 257,6 à 268,8, degré d'éthérif., 142,8 à 145° ; degré iodique, 72,4 à 76,8.

USAGES. — Il était employé dans l'ancienne médecine comme stimulant.

CHAPITRE II

GOMMES-RÉSINES

SAGAPENUM

ORIGINE. — Le *Sagapénum* est une gomme-résine dont l'origine botanique est attribuée, sans raisons suffisantes d'ailleurs, au *Ferula persica.* C'est une substance qui a presque disparu du commerce et qu'il est très difficile de se procurer à l'heure actuelle.

CARACTÈRES EXTÉRIEURS. — Le sagapénum se présente soit en larmes, soit en masses. Le sagapénum ne se trouve en larmes irrégulières, brun jaunâtre, que d'une manière toute exceptionnelle. En masses, il se présente sous formes de larmes agglutinées, d'une teinte brune, semi-translucide, se ramollissant entre les doigts. Son odeur est à la fois aromatique et alliacée, sa saveur âcre et amère.

CONSTANTES PHYSIQUES ET CHIMIQUES. — La densité du sagapenum est de 1,18 à 1,19 ; son point de fusion, 72° à 73°5. Il se dissout dans l'alcool faible. Ses constantes chimiques sont les suivantes : degré d'acidité, 8,4 à 14 ; degré saponique, 182 à 210 ; degré d'éth. 173,6 à 196 ; degré iodique, 36,6 à 42,5.

Composition chimique. — Ce produit renferme 57 p. 100 de *résine*, 23 p. 100 de *gomme* et 6 p. 100 d'*huile essentielle*.

La *résine* est formée d'une petite quantité d'*ombelliférone* libre et, pour la presque totalité, d'un éther de l'ombelliférone combiné avec un alcool résineux, le *sagarésitannol* qui a pour formule $C^{24} H^{27} O^4 OH$. L'*essence* renferme des composés sulfurés, de l'*acide valérianique* et du *valérate de bornyle*.

Usages. — Le sagapénum figure encore au Codex pour la préparation de la *Thériaque* et de l'*emplâtre diachylum gommé*.

GOMME-RÉSINE D'EUPHORBE

Origine. — La *gomme-résine d'euphorbe* ou *Euphorbium* est fournie par l'*euphorbe résinifère (Euphorbia resinifera*, Berg), *E. officinarum* Jacks., Euphorbiacée cactiforme, originaire du Maroc, qui croît sur les pentes inférieures de l'Atlas.

Caractères extérieurs. — Elle se présente en petites masses irrégulières, jaunâtres et perforées d'un ou deux trous coniques, dans lesquels on trouve souvent les aiguillons de la plante. Le produit est inodore à froid, mais dégage, quand on le chauffe, une odeur spéciale désagréable; il a une saveur âcre et brûlante.

Constantes physiques et chimiques. — La gomme-euphorbe est facilement fusible. La densité à 15° de la gomme-euphorbe est de 1,10 à 1,12; son point de fusion, 90 à 93°.

La gomme-euphorbe est soluble dans l'alcool faible. Ses constantes chimiques : degré d'acidité, 19,2 à 29; degré sap., 151°, 2 à 168 ; degré d'éthérif., 127.8 à 148,4; degré iodique, 46 à 50,4.

Composition chimique. — Elle contient 40 p. 100 de *résine*, dont une portion seulement est soluble dans l'éther, 2 p. 100 de *gomme*, 1 p. 100 de *caoutchouc*, des *sels* minéraux et organiques (malates) et environ 36 p. 100 d'une substance ternaire, appelée *euphor-bone*.

L'euphorbone $C^{26} H^{44} O^2$ se présente en aiguilles, brillantes, insipides, inodores, solubles seulement dans 10.000 parties d'eau, très solubles dans l'alcool bouillant, la benzine, l'alcool amylique, le chloroforme. l'acétone, l'acide acétique froid. Elle exige 60 parties d'alcool à 83° pour se dissoudre à froid. Une dissolution alcoolique d'euphorbone étant abandonnée en couche mince, dans une capsule de porcelaine, puis additionnée d'un peu d'acide sulfurique, se colore en violet, quand on y fait tomber une goutte d'acide nitrique. Cette même coloration est produite lorsque, dans la solution sulfurique d'euphorbone, on ajoute du bichromate ou du perchlorate de potasse. L'euphorbone représente le principe drastique de la drogue.

Les résines, qui n'ont pas été d'ailleurs autrement étudiées, sont douées d'une saveur très âcre, qu'elles communiquent à la drogue.

Usages. — La gomme-résine d'euphorbe est un émétique et un purgatif des plus violents ; aussi, elle n'est plus guère utilisée qu'à l'extérieur et dans la médecine vétérinaire.

SCAMMONÉE

Origine. — La scammonée est un suc résineux concret, qui est obtenu par incision de la racine du *Convolvulus scammonia* L. *(C. Syriacus* Morr.).

Il paraît qu'on en retire aussi de la racine du *C. hirsutus* Ster *(Convolvulus sagittifolius* Sibth).

Le *Convolvulus scammonia* est une plante vivace de la famille des Convolvulacées, qui croît en Grèce, en Crimée, en Syrie et dans l'Asie Mineure ; elle paraît ne pas exister dans la partie occidentale du bassin de la Méditerranée.

Caractères extérieurs. — Dans le commerce français, on range la scammonée sous deux chefs : la *scammonée d'Alep* qui comprend les sortes les plus estimées et les fines ; la *scammonée de Smyrne* qui comprend les qualités les plus inférieures. Ces noms n'impliquent rien d'absolu quant à l'origine.

La scammonée se présente en morceaux de couleur gris cendré, légers, friables, à cassure très brillante et caverneuse ; mise au contact de l'eau ou de la salive, elle forme facilement une émulsion blanchâtre ; elle brûle dans la flamme d'une bougie, mais s'éteint aussitôt qu'on l'en éloigne. Elle offre une odeur de brioche et de beurre cuit et une saveur de même nature, mêlée d'un peu d'acidité.

CONSTANTES PHYSIQUES ET CHIMIQUES.

Densité à 15° sc. d'Alep   1,37 à 1,38
—   — sc. de Smyrne   1,32 à 1,37
Point de fusion, sc. d'Alep   126° à 126° 5.
—   — sc. de Smyrne 128° à 131°

La scammonée se dissout en majeure partie dans l'éther et est soluble dans l'alcool faible.

Degré d'acidité,	sc. d'Alep	13,4 à 21
— —	sc. de Smyrne	9,8 à 16,4
Degré sap.	sc. d'Alep	260 à 282,9
— —	sc. de Smyrne	254,8 à 265,1
Degré d'éther	sc. d'Alep	246,6 à 263,7
— —	sc. de Smyrne	239,6 à 255,2
Degré d'iodique,	sc. d'Alep	20,2 à 29
— —	sc. de Smyrne	16,3 à 26,4

COMPOSITION CHIMIQUE. — La scammonée contient de la *gomme*, de l'*amidon* et une *résine* qui constitue son principe actif et dont la proportion est très variable. D'après le Codex, elle doit en renfermer de 75 à 80 p. 100 ; mais il est certaines scammonées qui n'en renferment que 60 p. 100, certaines même 29 p. 100 seulement.

Cette résine n'est autre chose qu'une glucoside qui porte le nom de *scammonine* ou jalapine dont la formule brute est $C^{88}H^{156}O^{42}$. Pour l'obtenir à un

état de pureté absolu (*procédé Kromer*), on fait macé-
rer 5 kilogrammes de racine de scammonée grossière-
ment pulvérisée dans 25 litres d'alcool à 90° pendant
trois jours. On répète trois fois cette opération, on
réunit les liqueurs alcooliques et on distille pour reti-
rer la majeure partie de l'alcool. Cela fait, on ajoute
de l'eau au liquide restant pour précipiter le glucoside
qu'on lave à l'eau bouillante jusqu'à ce que les eaux de
lavage n'aient plus d'action sur le tournesol. Ce produit encore impur est redissous dans l'alcool; on ajoute
de l'eau à la solution jusqu'à ce qu'elle commence à se
troubler, puis on fait digérer sur du noir animal
jusqu'à décoloration. On filtre, on précipite par l'eau
et on lave de nouveau avec de l'eau bouillante comme
précédemment. Enfin, pour activer la purification, on
déssèche la scammonine, on la pulvérise et on lave
avec de l'éther de pétrole qui enlève les traces de
matières grasses qu'elle avait entraînées en se préci-
pitant.

Ainsi préparée, la scammonine est un corps amorphe, incolore, donnant une poudre blanche qui jaunit
à 100°. Elle brûle sans laisser de résidu. Elle est soluble
dans l'alcool, l'éther, le chloroforme, l'acide acétique,
l'éther acétique, l'alcool méthylique et la benzine ; elle
est insoluble dans l'eau et l'éther de pétrole. L'acide
sulfurique la colore en rouge; elle fond à 124°. Elle est
lévogyre ; son pouvoir rotatoire alcoolique est : 23°06.
Sous l'influence des alcalis et des alcalinos-terreux, la
scammonine s'hydrate et se transforme en *acide scammonique :*

$$C^{28} H^{156} O^{42} + 10\, H^2 O = 4\, C^{28} H^{44} O^{13}$$

scammonine   Ac. Scammonique

En oxydant la scammonine avec de l'acide azotique, elle donne de l'acide sébacique, de l'acide valérianique, de l'acide butyrique, de l'acide oxalique et de l'acide carbonique qui se dégage pendant la réaction. L'oxydation par le permanganate de potasse donne de l'acide valérianique, de l'acide scammonolique et de l'acide oxalique.

Sous l'influence des acides étendus, la scammonine se détriple en donnant du *scammonol*, de l'acide valérianique et un sucre réducteur.

$$C^{88} H^{156} O^{42} + 8\, H^2 O =$$

Scammonine

$$2\, C^{16} H^{30} O^3 + 4\, C^5 H^{10} O^2 + 6\, C^6 H^{12} O^6$$

Scammonol   Ac. valérianique   Hexose

Usage. — La scammonée est un purgatif drastique dont les indications sont les mêmes que celles du jalap.

LACTUCARIUM

Origine. — C'est le suc lactescent retiré par incision de l'écorce de la laitue officinale ou de le laitue vireuse *Lactuca sativa* L., *virosa*, L., Synanthérées.

Caractères extérieurs. — Il se trouve en masse de teinte plus ou moins brune à cassure résineuse jaunâtre ou d'un brun plus ou moins foncé. Ce produit se recouvre assez promptement d'une poussière blanche qui est de la mannite. Son odeur est forte, un peu hircine ; sa saveur extrêmement amère.

Constantes physiques et chimiques. — Sa densité à 15° est de 1,13 à 1,14, son point de fusion, 125° à 127°.Il est soluble dans l'alcol faible. Les constantes chimiques sont les suivantes : degré d'acidité, 28,11 à 34, degré saponique, 192 à 214 degré d'éthérif., 164 à 180,4 ; degré iodique, 39,2 à 45,1.

Composition chimique. — Son principe amer est la *lactucine ;* il est accompagné, d'après Ludwig, des composés suivants : *lactucone, acide lactucique, acide amer* et fixe, *acide volatil* à odeur valérianique, *mannite, résine,* etc.

La *lactucine* est jaune, fusible, soluble dans 80 p. 100 d'eau froide, peu soluble dans l'éther et dans l'acide acétique ; elle se dissout plus facilement dans l'eau bouillante et dans l'alcool. Elle cristallise en tables rhombiques ou en écailles nacrées, d'une saveur très amère.

L'acide sulfurique la brunit, l'acide azotique la convertit en une substance résineuse presque insipide. Elle a pour formule $C^{11} H^{44} O^4$ (Kromayer).

La *lactucone* est le principe le plus abondant du lactucarium . Elle est cristalline, dépourvue d'odeur et de saveur. Insoluble dans l'eau, elle se dissout dans l'alcool, dans l'éther et surtout dans l'huile de pétrole. Elle fond à 296° ; elle a pour composition $C^{14} H^{24} O$ (Franchimont). M. Wigmann en fait un homologue du camphre.

L'acide lactucique est amorphe au moment de sa séparation, mais il prend peu à peu une structure cristalline. Il est d'un jaune clair, passant au rouge vineux, par les alcalis. Il réduit les sels cupriques, en présence d'un excès de soude. Walz le représente par la formule $C^{40}H^{58}O^{19}$.

Usages. — Le lactucarium est réputé calmant, mais son efficacité n'est pas universellement admise.

ASSA FŒTIDA

ORIGINE. — L'assa fœtida est fournie par plusieurs plantes, mais surtout par le *Ferula assa fœtida* I. *(Assa fœtida disgunensis* Kaempf. ; *Scorodosma fœtidum* Bunge; *Peucedanum assa fœtida,* H. Bn.) et par le *Fer. narthex*, Boissier *(Narthex assa fœtida* Falconer; *Peucedanum narthex* H. Bn.). On admet généralement que le *Fer. orientalis* I., en fournit aussi. C'est la première de ces trois espèces qui donne la plus grande proportion du produit commercial.

CARACTÈRES EXTÉRIEURS. — L'assa fœtida se présente en blocs irréguliers, formés d'une pâte dure, terne, rougeâtre, renfermant un nombre variable de larmes opaques, blanc jaunâtre. Ces larmes ont une cassure blanchâtre, mais au contact de l'air et sous l'action de la lumière, elles prennent rapidement une coloration violacée, passant ensuite au brun. La drogue a une odeur spéciale, alliacée, extrêmement désagréable, qui lui a valu son nom de *Stercus diaboli ;* la saveur est âcre, amère, repoussante. Ces larmes prennent, sous l'action de $AzO^\varepsilon H$ une coloration verte rappelant celle de la malachite.

Constantes physiques et chimiques. — La densité de l'assa fœtida varie de 1,31 à 1,32, son point de fusion de 86 à 88°. Cette gomme-résine est soluble dans l'alcool faible. Ses constantes chimiques sont les suivantes : Degré d'acidité, 34 à 42; degré saponique, 154 à 182; degré d'éthérif., 122 à 141,5; degré iodique, 124,6 à 132,3.

Composition chimique. — L'assa fœtida renferme 62 p. 100 de *résine*, 25 p. 100 de *gomme*, 6 à 7 p. 100 d'*huile essentielle*, 1, 28 p. 100 d'*acide férulique* libre et 0, 06 p. 100 de *vanilline*.

La *résine d'assa fœtida* se scinde en deux parties : l'une soluble, l'autre insoluble dans l'éther. La portion soluble dans l'éther, est l'éther résineux de l'*acide férulique*, l'alcool combiné avec cet acide étant l'*asarésitannol* $C^{54} H^{33} O^4 OH$; c'est donc l'éther *férulique de l'asarésitannol*. La portion insoluble dans l'éther (0,60 p. 100) est de l'assa résitannol libre.

L'*essence d'assa fœtida* est une essence sulfurée, ayant une densité de 0,985 et un pouvoir rotatoire lévogyre, 9°15. Elle renferme deux terpènes $(C^5 H^8)^{11}$, le *férulène* et l'*isoférulène,* un sesquiterpène (20 p. 100) et plusieurs disulfures :

$C^7 H^1 S^2$ (45 p. 100), $C^{11} H^{20} S^2$ (20 p. 100), $C^8 H^{16} S^2$ et $C^{10} H^{18} S^2$ (en petite quantité).

Usages. — En Europe, l'assa fœtida est uniquement employé comme médicament; au contraire, il est fort apprécié des Hindous comme assaisonnement, en guise d'ail. C'est un antispasmodique.

GOMME-AMMONIAQUE

Origine. — La gomme-ammoniaque est produite par deux plantes très voisines, le *Dorema Aucheri* Boissier *(D. ammoniacum* Loft., *nec* Don), et le *Dor. ammoniacum* Don *(Diserneston gummiferum* Jaub. et Spach; *Dor. hirsutum* Loft.).

Boissier réunit au *D. Aucheri* le *D. robustum* Loft., dont la résine, selon Mauburg, est certainement différente de la gomme-ammoniaque. Ces plantes croissent dans les régions sablonneuses dont la Perse occupe le centre. La drogue arrive par Ispahan ou par Bombay.

Caractères extérieurs. — Elle se présente en masses isolées, de grosseur variable, oscillant entre celle d'un pois au moins et celle d'une cerise. Ces larmes sont opaques, irrégulières, ternes, lisses, d'une coloration qui présente tous les intermédiaires entre le blanc laiteux et le brun terreux. Leur cassure est lisse et leur centre parfois occupé par une petite cavité.

On la trouve aussi en masses parfois considérables, jaunâtres, parsemées d'un grand nombre de larmes blanches et opaques, qui sont reliées entre elles par une masse d'un jaune brun, plus ou moins abondante.

Constantes physiques et chimiques. — La densité à 15° de la gomme-ammoniaque est de 1,20 à 1,21, son point de fusion 80 à 84°.

La gomme-ammoniaque est soluble dans l'alcool faible. Les constantes chimiques sont les suivantes :

Degré d'acidité, 53,2 à 70; degré saponique, 178 à 210; degré d'éth., 125,6 à 140; degré iodique, 132,3 à 138,2.

Composition chimique. — Cette gomme-résine renferme 69 p. 100 de *résine* soluble dans l'éther, 22 p. 100 de *gomme*, 2 p. 100 d'*huile essentielle* et une petite quantité d'*acide salicylique* à l'état libre.

La *résine* est, en majeure partie, formée par l'éther de l'acide *orthoxybenzoïque (acide salicylique)*; elle renfermerait aussi de petites quantités d'éther valérique et butyrique. L'alcool combiné avec ces acides est l'*ammorésitannol* $C^{18} H^{20} O^2 OH$, isomère du *galbano-résitannol*. La résine de la gomme-ammoniaque est donc surtout constituée par l'éther salicylique de l'*ammorésitannol*.

La *gomme* paraît se rapprocher beaucoup de la gomme arabique, car elle donne par hydrolyse du *galactose* et de l'*arabinose*.

L'essence, douée d'une odeur qui rappelle celle de la drogue, est un peu plus légère que l'eau, elle ne contient pas de produits sulfurés.

Usages. — La gomme-ammoniaque agit comme stimulant et expectorant; elle peut même être diurétique et emménagogue.

GALBANUM

Origine. — Le galbanum paraît être surtout sécrété par deux plantes de la famille des ombellifères, le *Ferula galbaniflua* et le *F. abricaulis* qui croissent en Perse ; d'après certains auteurs le *Ferula Schair* que l'on trouve dans les déserts de *Syr-Daria*, sur les confins de Sibérie et du Turkestan, passe pour contribuer également à la production de cette drogue.

Caractères extérieurs. — Le galbanum en larmes est assez rare dans le commerce ; le plus souvent, il se présente en masses irrégulières, tantôt molles *(galbanum mou)*, tantôt dures *(galbanum sec)*. Ces masses sont irrégulières, formées de larmes de couleur jaunâtre ou blanc jaunâtre, assez molles et empâtées dans une matière d'un brun noirâtre généralemement plus dure que les larmes. Son odeur est balsamique, plus ou moins désagréable, et sa saveur âcre, résineuse, amère.

Constantes physiques et chimiques. — La densité à 15° du galbanum est de 1,21 à 1,23, son point de fusion, 54° à 58°. Il est soluble dans l'alcool faible. Les constantes chimiques sont les suivantes : degré d'acidité 19,6 à 28 ; degré saponique, 126 à 154 ; degré d'éthérif., 102,2 à 124 ; degré iodique, 50,3 à 57,4.

Composition chimique. — Le galbanum renferme

27 p. 100 de *gomme*, 63 p. 100 de *résine*, 9,5 p. 100 d'*huile essentielle*.

La résine est l'éther de l'*ombelliférone* $C^8H^6O^3$, anhydride de l'acide ombellique ; l'alcool combiné avec cet anhydride est le galbarésitannol, $C^{18}H^{92}O^7OH$.

L'*essence de galbanum* renferme un terpène, du *pinène* sans doute, du *cadinène* et du *valérate de bornyle*. C'est un liquide incolore, bouillant entre 160 et 165°, dont l'odeur rappelle tout à fait celle de la drogue.

Usages. — Le galbanum est un stimulant et un antispasmodique ; mais on ne l'emploie plus qu'à l'extérieur.

OPOPONAX

Origine. — L'opoponax est attribué à l'*opoponax chironium* Koch *(Ferula opoponax* Spreng. ; *Laserpitium chironium* t.), plante de la région méditerranéenne.

Caractères extérieurs. — Il se présente en fragments légers, friables, souvent piqués des insectes ; ces fragments sont, au dehors, d'un brun sale et terreux, nuancés parfois de raies ou de taches. Leur cassure est granuleuse, et il est habituel de rencontrer dans la pâte des débris ligneux de couleur jaune. Ils possèdent une odeur qui se rapproche à la fois de celle de la myrrhe et de l'ache.

Constantes physiques et chimiques. — Densité à 15°,

1,26 à 1,265 ; point de fusion, 88°5 à 89° ; se dissout
dans l'alcool faible ; degré d'acidité, 33,6 à 44,8 ; degré
sap. 173,6 à 196 ; degré éth. 140 à 151,2 ; degré iodique, 45,2 à 49,2.

COMPOSITION CHIMIQUE. — Pelletier a trouvé dans
l'opoponax une *résine*, une *gomme*, une *huile volatile*,
de l'*amidon*, de l'*acide malique*, etc.

La résine est rougeâtre, friable à 65°, soluble dans
l'alcool, l'éther, le chloroforme et les alcalis. Johnston
lui assigne pour formule $C^{20}H^{24}O^{7}$.

L'huile volatile est d'un jaune clair, quand elle n'a
pas été purifiée. Si on la distille, elle fournit, à 250°,
une essence incolore très fluide, dont la densité est
0,914 et qui est colorée en *vert* par le chlorure ferrique.
Le thermomètre s'élève ensuite à 320° et le produit qui
passe à cette température est d'un beau *vert émeraude*.

USAGES. — L'opoponax jouit des propriétés toniques
et anticatarrhales des autres gommes-résines d'ombellifères.

MYRRHE

ORIGINE. — La myrrhe est produite par plusieurs
balsamodendron : B. opobalsamum Kunth, *B. Ehren-
berzianum* Bug. (Burséracées). Ce sont des arbres de la
famille des Anacardiers qui croissent au sud de l'Arabie et sur les côtes africaines de la mer Rouge. Certains
l'attribuent au *Commiphora abyssinica*. Elle est surtout récoltée en Abyssinie, le long de la côte des
Somalis.

CARACTÈRES EXTÉRIEURS. — La myrrhe se présente en morceaux irréguliers, souvent à peu près arrondis, à surface mamelonnée, le plus souvent creusés d'anfractuosités et de fissures. Ils sont recouverts d'une poussière jaunâtre et très fine, masquant la couleur brun rougeâtre ou orangée de la surface. Leur saveur est âcre, amère, aromatique, leur odeur forte, assez agréable.

CONSTANTES PHYSIQUES ET CHIMIQUES. — La densité de la myrrhe varie de 1,23 à 1,24, son point de fusion de 105 à 107°. La myrrhe est soluble dans l'alcool faible. Les constantes chimiques sont les suivants : degré d'acidité 11,2 à 16,8 ; degré saponique, 126 à 145,6 ; degré d'éthérif., 109,2 à 133,1 ; degré iodique, 78,4 à 86.

COMPOSITION CHIMIQUE. — Ce produit renferme de 3 à 7 p. 100 d'*huile essentielle*, 33 à 35 p. 100 de *résine* et 57 à 59 p. 100 de *gomme* analogue à la gomme arabique.

La *résine* est constitée par des *résines (Rosenharz de Tschirch)*.

L'*essence de myrrhe* est un liquide épais, jaune clair, de saveur âcre, possédant l'odeur agréable de la drogue, d'une densité qui varie entre 0,990 et 1.010 à 15°, soluble dans deux à trois volumes d'alcool à 80° ; elle est fortement dextrogyre et commence à bouillir à 266° ; elle absorbe l'oxygène de l'air jusqu'à résinification complète. On a retiré de cette essence un composé de formule $C^{10}H^{14}O$ qui n'a pu être identifié avec le thymol.

Usages. — La myrrhe est un des parfums les plus anciennement connus, elle est peu employée dans la médecine européenne, elle est cependant stimulante, antispasmodique et surtout tonique.

BDELLIUM

Origine.— C'est un produit des *Balsmodendron*. Les *Balsmodendron* Kunth *(Commiphora* Jacquin), sont des arbres ou des arbustes de l'Afrique tropicale et australe, et des îles africaines de la mer des Indes, de l'Arabie, de l'Inde, de la presqu'île de Malacca et des îles voisines.

Caractères extérieurs. — Le bdellium est ordinairement en larmes arrondies, demi-transparentes, de couleur gris jaunâtre, verdâtre ou rougeâtre, devenant à la longue opaques et farineuses. Sa cassure est terne et cireuse, son odeur faible, particulière; sa saveur âcre et amère.

Constantes physiques et chimiques.— La densité du bdellium varie de 1,20 à 1,21 ; son point de fusion, 105° à 107°. Il est soluble dans l'alcool faible. Ses constantes chimiques sont les suivantes : degré d'acidité, 16,8 à 23,8; degré sap., 137,2 à 145,6; degré d'éthér., 113,4 à 128,8 ; degré iod., 36,7 à 42,5.

Composition chimique.-- Il renferme 70 pour 100 de résine constituée par des résènes.

Usages. — Ce produit n'est employé en pharmacie que pour la préparation de l'emplâtre de Vigo et de l'emplâtre diachylum gommé.

ENCENS

Origine — On connaît sous ce nom, dans le commerces, des résines fournies par divers espèces de *Boswelia*, arbres qui croissent dans le pays des Somalis, près du cap Gardafui et dans le sud de l'Arabie : *Boswellia Carderi*, *Bosw. Bhau Dajiana* Birdw; *B. papyrifera* Bick, *Bosw. thurifera*, Roxb.

Caractères extérieurs. — L'encens se trouve en larmes jaunes, semi-opaques, arrondies, assez grosses, devenant translucides, quand on en a séparé la poussière blanche qui les recouvre. Leur cassure est très nette, un peu rugueuse et cireuse. L'odeur de l'encens est généralement térébenthacée, la saveur aromatique, résineuse âcre et un peu amère.

Constantes physiques et chimiques. — La densité à 15° de l'encens est de 1,19 à 1,22 ; son point de fusion, 112 à 115°. L'encens est soluble dans l'alcool faible. Les constantes chimiques sont les suivantes : degré d'acidité 25,2 à 33,6, degré sap., 112 à 126 ; degré d'éthérif., 98,8 à 100,1 ; degré iodique, 41,8 à 45,6.

Composition chimique. — L'encens renferme : *gomme*, 30 p. 100 ; *résine*, 36 p. 100 ; *huile essentielle*, 4 à 7 p. 100.

La *résine* est constituée, comme celle de la myrrhe, par des *résènes*.

L'*essence d'encens* a une densité qui varie entre 0,870 et 0,900, elle est lévogyre, 12° environ, et se dissout en toutes proportions dans l'éther, dans l'alcool absolu. Elle renferme du *pinène gauche (olibène* de certains auteurs), du *phellandrène*, du *dipentène* et du *cadinène*.

Usages. — L'encens est regardé comme stimulant, mais n'est pas usité à l'intérieur.

GOMME-GUTTE

Origine. — Les meilleures sortes de gomme-gutte sont fournies par diverses espèces de guttifères du genre *Garcinia*, de la section *Hebradendron*. Ces espèces sont asiatiques ; elles habitent particulièrement l'Indo-Chine, le Siam, l'Inde et l'île de Ceylan.

Caractères extérieurs. — Elle se présente ordinairement en cylindres de couleur jaune, dont la cassure est nette et d'un jaune très vif. Elle est facilement flexible, d'une odeur nulle, d'une saveur d'abord faible, puis très âcre à la gorge.

Constantes physiques et chimiques. — La densité varie de 1,21 à 1,245 ; son point de fusion, 115 à 118° ; elle se dissout presque entièrement dans l'alcool, et donne avec l'éther un soluté limpide d'un beau jaune d'or. Les constantes chimiques : Degré d'acidité, 75 à 80,6 ; degré sap. 134,4 à 145,6 ; degré d'éthérif., 59,4 à 65 ; degré iodique, 75,7 à 79,3.

COMPOSITION CHIMIQUE. — Elle renferme : 1° 18 à 24 p. 100 d'une *gomme* analogue à la gomme arabique totalement soluble dans l'eau ; 2° une *huile essentielle* bouillant entre 160° et 210°, renfermant un terpène et un camphre ; 3° de l'*acide isuvitinique* et de l'*acide acétique ;* 4° un *éther phénolique ;* 5° 65 à 70 p. 100 d'une *résine* qui se dissout dans l'alcool en donnant une belle solution d'un jaune rouge et qui est la partie active de la drogue ; 6° de l'*alcool méthylique* et autres homologues supérieurs ; 7° un liquide à odeur de fruit, bouillant à une température élevée et présentant tous les caractères d'une aldéhyde on d'une cétone.

USAGES. — La gomme-gutte est un purgatif drastique hydragogue des plus énergiques.

CHAPITRE III

OLEO-RÉSINES

TÉRÉBENTHINES DES CONIFÈRES

Origine. — Les *térébenthines des Conifères* sont fournies par plusieurs arbres de cette famille appartenant aux genres *Larix*, *Abies* et *Pinus*. La nature du produit obtenu variant avec l'espèce exploitée, il en résulte un certain nombre de sortes commerciales que l'on recueille par différents procédés.

La *térébenthine de Venise* ou du *mélèze* est fournie par le *mélèze d'Europe (Larix europaea* D. C.; *Pinus Larix* L.; *Abies Larix* Lamk.; *Larix decidua* Mill.)*, grand arbre qui habite les régions montagneuses de l'Europe centrale.

La *térébenthine d'Alsace* ou *de Strasbourg*, appelée encore, mais plus rarement, *térébenthine au citron* ou *du sapin*, est récoltée dans les Alpes et surtout dans les Vosges sur le *sapin argenté (Abies pectinata* D. C.; *Pinus Picea*, L.)*.

La *térébenthine* ou *baume du Canada* est retirée de l'*Abies balsamea* Mill. *(Pinus balsamea* L.)*, arbre très voisin du sapin argenté, et qui habite le nord de l'Amérique, depuis le Labrador et le Canada, jusqu'aux montagnes de la Virginie.

La *térébenthine commune*, appelée aussi térébenthine de Bordeaux, est obtenue du *P. Pinaster (P. ma-
ritima)*, cultivé dans les Landes de Gascogne.

La *térébenthine d'Amérique* est fournie par le pin
des marais *(Pinus palustris* Mill. ; *P. australis*
Michx), et par le pin d'encens *(P. Taeda* L.).

CARACTÈRES EXTÉRIEURS. — La *térébenthine de Venise* est un liquide épais, filant, jaune pâle, légèrement
fluorescent, toujours translucide, quoique uniformé-
ment nébuleux ; elle n'a jamais un aspect granuleux,
ni cristallin. Son odeur est tenace, rappelle un peu celle
de la noix muscade ; sa saveur aromatique, résineuse,
très âcre et *très amère*. Exposée à l'air, elle ne s'épaissit que lentement et *ne se recouvre pas d'une pellicule ;
elle ne se solidifie pas* quand on la mélange à de la
magnésie calcinée.

La *térébenthine de Strasbourg* est un liquide clair,
peu coloré, d'une odeur très suave, analogue à celle du
citron, d'une saveur légèrement âcre et amère. A l'air
libre, elle se dessèche assez rapidement et sa surface se
*recouvre assez vite d'une pellicule. Elle se solidifie
quand on la mélange avec 1/6 de magnésie calcinée.*
Examinée au microscope, elle présente un aspect cristallin.

La *térébenthine du Canada* est une oléo-résine
transparente ou un peu nébuleuse, ayant la consistance
du miel et une coloration jaune paille, un peu verdâtre ; elle prend en vieillissant une couleur jaune d'or
et *se recouvre d'une pellicule* très sèche. Sa saveur
est âcre, un peu amère, et son odeur, aromatique, très

suave. Elle durcit très rapidement à l'air et *se solidifie avec 1/16 de magnésie calcinée.* Elle ne présente pas d'aspect cristallin au microscope.

La *térébenthine de Bordeaux* est ordinairement trouble, colorée en blond pâle, et douée d'une consistance molle qui rappelle celle du miel épais ; son odeur est désagréable ; sa saveur âcre, amère et nauséeuse. Elle est *très siccative* et *solidifiable par 1/32 de magnésie calcinée.* Vue au microscope, elle a un aspect granuleux. Avec le temps et en vase clos elle se sépare en deux couches : une supérieure transparente et jaunâtre, une inférieure épaisse et cristalline.

Les caractères de la *térébenthine d'Amérique* sont à peu près les mêmes que ceux de la térébenthine de Bordeaux ; mais par le repos elle ne se sépare pas en deux couches distinctes.

Constantes physiques et chimiques. — La densité de la térébenthine de Venise est de 1,04 à 1,05 à 15°, sa viscosité à 60°, de 30 à 31,5, son pouvoir rotatoïre est dextrogyre. *Elle est incomplètement soluble dans l'alcool ordinaire,* est soluble dans le chloroforme, l'acide acétique, le benzol ; sa solution alcoolique est acide. Ses constantes chimiques sont les suivantes : degré d'acidité, 70,4 à 75 ; degré saponique, 98 à 109,4 ; degré d'éthérification, 27,6 à 34,4 ; degré iodique, 144,6 à 147.

La thérébentine d'Alsace a pour densité à 15°, 1,02 à 1,05 ; sa viscosité à 60° est de 10 à 15. Elle est *complètement soluble dans l'alcool,* soluble dans l'alcool amylique, le chloroforme, la benzine, l'éther chauds.

Elle a pour constantes chimiques : degré d'acidité, 5o,4 à 46 ; degré saponique, 112 à 123,2 ; degré d'éthérification, 61,6 à 67,2 ; degré iodique, 174,2 à 180.

Composition chimique. — Les térébenthines sont constituées par un mélange de *résine* avec une proportion variable d'*huile essentielle* (15 à 20 p. 100 d'essence pour la térébenthine de Venise, 27 p. 100 pour celle de Strasbourg, 24 p. 100 pour celle du Canada, 25 p. 100 pour celle de Bordeaux et 17 p. 100 pour celle d'Amérique ; cette huile essentielle est le produit connu dans le commerce sous le nom d'*essence de térébenthine*.

La résine est constituée par un ou plusieurs *acides résinoliques*, l'acide prédominant pouvant varier suivant la sorte de térébenthine. La térébenthine de Bordeaux et celle d'Amérique renferment surtout de l'acide abiétique, la résine de la térébenthine de Venise est surtout formée d'*acide laricinolique* auquel s'ajoute un principe amer, la *Vinipicrine*.

Usages. — Les térébenthines agissent sur les organes génito-urinaires et sur les organes respiratoires. Leur usage est indiqué dans le catarrhe pulmonaire, la cystite et le catarrhe vésical. A l'extérieur, les térébenthines entrent dans un grand nombre d'emplâtres, de pommades et d'onguents.

GALIPOT

ORIGINE. — Sous le nom de *galipot* ou de *Barras*, on désigne une térébenthine très pauvre en essence que l'on recueille dans les Landes sur le pin maritime.

CARACTÈRES EXTÉRIEURS. — Il se présente en masses sèches, grenus, à demi opaques et d'un blanc jaunâtre, à odeur forte, térébenthinée, à saveur amère et aromatique.

CONSTANTES PHYSIQUES ET CHIMIQUES. — La densité du galipot à 15° est de 1,05 à 1,10 ; son point de fusion, 45° à 47°. Il est complètement soluble dans l'alcool. Ses constantes chimiques sont les suivantes : Degré d'acidité, 148,4 à 151,2 ; degré saponique, 182 à 187,6 ; degré d'éthérification, 33,6 à 36,4 ; degré iodique, 175,2 à 183.

COMPOSITION CHIMIQUE. — Le galipot renferme peu d'essence ; celle-ci, retirée par distillation, constitue l'*huile de rase* du commerce. Sa résine est surtout constituée par de l'*acide dextropimarique*.

USAGES. — Il entre dans la confection de certains emplâtres, mais il est surtout utilisé dans l'industrie.

RÉSINE JAUNE

ORIGINE. — Ce produit désigné aussi sous le nom de *poix résine (Yellow Resin)* se prépare en fondant ensemble une partie de colophane et trois parties de galipot, mais le plus souvent on l'obtient en brassant dans l'eau bouillante, pendant une vingtaine de minutes, les colophanes foncés ou *brais*, coulant et laissant sécher.

CARACTÈRES EXTÉRIEURS. — C'est une substance presque blanche ou jaune pâle et très amère ; elle a l'odeur forte de la térébenthine de Bordeaux.

CONSTANTES PHYSIQUES ET CHIMIQUES. — La densité à 15° du galipot est de 1,06 à 1,07 ; son point de fusion de 36° à 37°. Il est complètement soluble dans l'alcool. Les constantes chimiques sont les suivantes : degré d'acidité 154 à 162,4 ; degré saponique, 179,2 à 182 ; degré d'éthérification 19,6 à 25,2 ; degré iodique, 127 à 136,4.

BAUME DE COPAHU

ORIGINE. — Cette substance découle spontanément ou par incision de plusieurs arbres du genre *Copaïfera* : *Copaifera officinalis*, *C. pubiflora*, *C. Marki*, *C. rigida*, *C. Langsdorffi*, *C. guianensis*, *C. oblongifolia*. Ces arbres croissent aux Antilles et sur le continent américain, depuis le Vénézuela jusqu'au Brésil.

CARACTÈRES EXTÉRIEURS. — Le baume de copahu se présente sous l'aspect d'un liquide sirupeux, plus ou moins limpide, presque toujours un peu fluorescent, dont la coloration varie du jaune ambré pâle au brun.

Sa surface est brillante et forme un miroir comme un vernis. Il possède une odeur particulière, forte et tenace ; son goût âcre et persistant devient désagréable. Il laisse quelquefois déposer une partie solide au fond du vase qui le renferme et tache le papier en gris.

Mêlé à 1/10 de magnésie calcinée, il se solidifie entièrement, mais à la condition qu'il renferme un vingtième de son poids d'eau.

CONSTANTES PHYSIQUES ET CHIMIQUES. — La densité du baume de copahu est de 0,970 à 0,974, sa viscosité à 60° de 60,4 à 63,5.

Les propriétés optiques varient selon son origine. Il est soluble dans l'alcool fort, le CS^2, l'alcool amylique, l'éther sulfurique et l'éther nitreux, le $CHCl^3$, l'acétone, C^6H^6, l'essence de pétrole, les huiles fixes et volatiles, et les alcalis.

COMPOSITION CHIMIQUE. — L'oléo-résine de copahu renferme une *huile essentielle* (de 35 à 80 p. 100) et une *résine*.

L'*essence de copahu* est un liquide incolore, transparent, dont la saveur et l'odeur rappellent celles du copahu ; sa densité est 0,900 à 0,910 à 15°, elle bout entre 245° et 260° ; elle est lévogyre avec un pouvoir rotatoire très variable, — 7° à — 35° ; elle est très soluble dans l'alcool, l'éther et le sulfure de carbone. Cette essence renferme : 1° un *sesquiterpène* identifié avec le caryophyllène ;

2° 6 p. 100 environ d'un alcool *sesquiterpénique ;*

3° 3 p. 100 d'éther de cet alcool sesquiterpénique.

Quant à *la résine de copahu*, elle est en majeure partie constituée par un acide résinolique cristallisable, *l'acide copahuvique*.

USAGES. — Le copahu stimule les fonctions des muqueuses et agit particulièrement sur celle des organes respiratoires et génito-urinaires.

TACAMAQUES

ORIGINES. — La plupart des tacamaques sont fournies par la famille des Térébenthacées. La tacamaque des Indes occidentales est attribuée à l'*Elaphrium tomentosum* Jacq. *(Amyris tomentosa* Spreng.)*; la tacamaque jaune huileuse, au *Lubaù Matti* Hanburg, la tacamaque jaune par l'*Ic. leptaphylla.*

CARACTÈRES EXTÉRIEURS. — Les tacamaques se présentent en morceaux d'un jaune rougeâtre du jaune brun, bosselés, couverts d'une poussière jaune ou grise; leur cassure est brillante, mais terne et blanchâtre par places. Leur odeur est forte et leur saveur amère.

CONSTANTES PHYSIQUES ET CHIMIQUES. — La densité à 15° des tacamaques varie de 0,90 à 1,12 ; leur point de fusion de 107° à 109°5.

Elles sont solubles dans l'alcool. Leurs constantes chimiques sont les suivantes ;

Degré d'acidité.　42　à　47,6.
Degré sap.,　106,4 à 117,6.
Degré d'éth.,　62,4 à　70.
Degré iodique,　71　à　92.

USAGES. — Entrent dans la préparation du baume de Fioravanti.

TÉRÉBENTHINE DE CHIO

ORIGINE. — Cette térébenthine est retirée par incision du térébinthe *(Pistacia Terebenthus*, L.,) arbre de la région méditerranéenne, commun dans les îles de l'archipel grec et surtout cultivé à Chio.

CARACTÈRES EXTÉRIEURS. — La térébenthine de Chio est très consistante, demi-solide, de couleur gris verdâtre ou jaune verdâtre. Un peu nébuleuse. Elle semble opaque et d'un brun foncé, quand elle est en masse un peu considérable, mais elle est transparente quand on l'examine sous une couche mince.

Son odeur est forte et un peu analogue à celle du fenouil.

CONSTANTES PHYSIQUES ET CHIMIQUES. — Sa densité varie de 1,11 à 1,12, sa viscosité à 60° de 41,33 à 44. Elle se dissout dans l'éther ; l'alcool en sépare une matière glutineuse. Les constantes chimiques sont les suivantes : Degré d'acid. 39,2 à 48,2 ; degré saponique, 50,4 à 70 ; degré d'éthérification, 11,2 à 22 : degré iodique, 108,4 à 115,7.

COMPOSITION CHIMIQUE. — Flückiger la dit constituée par une *résine* soluble dans l'alcool et par une *huile essentielle* dont elle contient 14 pour 100. L'huile essentielle possède l'odeur de la drogue. Elle a une densité de 0,869, bout à 161° et est dextrogyre. Traitée par le sodium qui la débarrasse d'huile oxygénée, dont elle contient une petite quantité et distillée ensuite, elle fournit un liquide d'odeur agréable, que l'on a comparée à celle d'un mélange de camphre, de cajeput et de muscade. Cette nouvelle essence est isomère de l'essence de térébenthine; elle bout à 157° et à une densité de 0,862 (Flückiger).

USAGES. — La térébenthine de Chio paraît avoir les propriétés de la térébenthine des conifères.

CHAPITRE IV

BAUMES

BAUME LIQUIDAMBAR

ORIGINES. — Ce baume est fourni par le *Liquidam-bar styraciflua* L., grand arbre, qui s'étend des Etats-Unis au Mexique et au Guatemala, où il est ordinairement appelé *Copalme*.

Le baume liquidambar *(Sweet Gum, Copahu Baham,* des Américains) découle spontanément des fissures naturelles du tronc, ou bien il est obtenu à l'aide d'incisions.

CARACTÈRES EXTÉREURS. — Il se présente sous la forme d'un liquide ayant la consistance d'une huile épaisse ; il est transparent, ambré, doué d'une odeur forte, assez analogue à celle du styrax, mais plus agréable. Sa saveur est âcre, aromatique, un peu amère.

La surface du baume liquidambar se recouvre avec le temps d'une couche mince qui s'est résinifiée.

CONSTANTES PHYSIQUES ET CHIMIQUES. — La densité à 55° du baume liquidambar est de 1,01 à 1,09, sa viscosité à 60°, de 16 à 19. Traité par l'alcool, il laisse un résidu blanc peu considérable. Les constantes chimiques sont les suivants : degré d'acidité, 39,2 à 47,6 ; degré saponique, 190,4 à 204,4 ; degré d'éth., 150,4 à 159,4 ; degré iodique, 43,7 à 45,6.

Usages. — Le liquidambar a été employé dans les onguents.

STYRAX LIQUIDE

Origine. — Cette substance est produite par le *liquidambar orientalis* Mill, bel arbre à port de platane, du groupe des Liquidambaracées, qui forme de vastes forêts dans le sud-ouest de l'Asie Mineure.

Caractères extérieurs. — Il se présente sous la forme d'un liquide épais, visqueux offrant la consistance du miel, de couleur grisâtre ou gris brunâtre. Avec le temps, il s'épaissit sans cesser d'être coulant et devient gris ncirâtre. Il est généralement séparé en deux couches bien distinctes : une couche inférieure grise, assez dense et une couche supérieure, plus fluide, d'une teinte foncée. Son odeur est forte, désagréable, bitumeuse ; sa saveur aromatique sans âcreté.

Constantes physiques et chimiques. — La densité du styrax liquide varie de 1,09 à 1,12 ; sa viscosité à 60° est de 38 à 41°. Le styrax se dissout dans l'éther, la benzine, le chloroforme, l'acide acétique, le sulfure de carbone, les huiles essentielles, incomplètement dans l'alcool. Ses constantes chimiques sont les suivantes :

degré d'acidité, 61,6 à 72,8 ; degré saponique, 173,6 à 184,8; degré d'éthérif., 100,8 à 121,2 ; degré iodique, 42,4 à 45.

COMPOSITION CHIMIQUE. — Ce produit renferme une *huile volatile*, appelée *styrol*, de l'acide *cinnamique* à l'état libre, du *cinnamate de cynamyle* ou *styracine* et une *résine*.

Le *styrol* ou *cinnamène* C^8H^8 est un liquide mobile, incolore, bouillant à 146°, ayant une odeur analogue à à celle du styrax, soluble dans l'alcool absolu et dans l'éther. Chauffé à 200, il se convertit en un corps solide, incolore transparent, le *métastyrol* insoluble dans l'alcool et dans l'éther.

La *résine* est un éther résultant de la combinaison de l'*acide cinnamique*, avec le storésitannol, alcool tanno-résineux.

USAGES. — Bien que possédant toutes les propriétés des balsamiques, le styrol est peu employé à l'intérieur. A l'extérieur, il a été préconisé contre la gale.

BAUME DE TOLU

ORIGINE. — Le *baume de tolu* découle spontanément et surtout par incisions du *Toluiferum balsamum* H. Bn. et H. *(Myrospermum Toluiferum* L.), grand arbre de la famille des légumineuses qui habite la Colombie (Turbaco, Rio-Magdalena, Marantioz) et le Vénézuela; il paraît avoir été introduit aux Antilles, notamment à Cuba.

Caractères extérieurs. — Le baume de tolu est généralement solide, de couleur brun claire ou brun rougeâtre, d'aspect résineux et comme cristallin. Vu en couche mince, il est complètement transparent et d'un brun jaunâtre. Il est cassant et la chaleur de la main suffit pour le ramollir. Son odeur est forte, très agréable, rappelant celle du benjoin et de la vanille. Sa saveur douce, puis légèrement âcre à la gorge.

Constantes physiques et chimiques. — La densité à 15° du baume de tolu est de 1,20 à 1,23, son point de fusion 65 à 67°. Il est soluble dans l'alcool, l'éther, le chloroforme, les alcalis et l'acide acétique, peu soluble dans les essences, insoluble dans la benzine et le sulfure de carbone. Il cède à l'eau bouillante de l'acide cinnamique et de l'acide benzoïque.

Ses constantes chimiques sont les suivantes : degré d'acidité, 102 à 126.4; degré saponique, 116,4 à 188,2; degré d'éthérif, 53,8 à 75; degré iodique, 152 à 169.

Composition chimique. —Le baume de tolu renferme: 1° 7,6 p. 100 d'une huile essentielle aromatique, à réaction acide constituée en majeure partie par de l'*éther benzylbenzoïque* ou benzoate de benzyle et, pour une faible partie seulement par l'*éther benzylcinnamique* ou *cinnamate de benzyle* ; 2° 0,05 p. 100 de *vanilline* ; 3° 12 à 15 p. 100 d'*acide cinnanique* et d'*acide benzoïque* libre, le premier constitué en moyenne partie par l'*éther cinnamique* du *tolurés itannol* et par une faible proportion d'*éther benzoïque* du *tolurésitannol.* Le *tolurésitannol,* qui a pour formule brute $C^{17}H^{18}O^5$, est un homologue inférieur du *Perourésitannol* $C^{18}H^{20}O^5$; il renferme un groupe méthoxyle et un hydroxyle $C^{16}H^{14}O^3 - OH - OCH^3$.

Usages. — Le baume de tolu est un balsamique constamment prescrit dans le traitement des rhumes et des bronchites.

BAUME DU PÉROU

Origine. — Le baume du Pérou est fourni par le *Myroxylon Pereirae* Klotzch *(Tolnifera Pereirae* H. Bn.) que Baillon considère d'ailleurs comme une simple variété du *M. toluiferum*. Cette espèce est également localisée dans certains territoires de l'Amérique centrale, notamment le Mexique et le Guatémala.

Caractères extérieurs. — Le baume du Pérou est un liquide offrant la consistance d'un sirop, rouge brun foncé en masse, et d'un jaune doré passant au brun au fur et à mesure qu'augmente l'épaisseur de la couche. Son odeur agréable, forte, aromatique et vanillée, rappelle un peu celle du styrax; il a une saveur amère suivie d'une âcreté assez persistante. Non poisseux, il ne se tire pas en fil entre les doigts; exposé à l'air, il ne se déssèche pas et ne se solidifie pas, même avec le temps. Il ne présente aucune trace de cristallisation.

Constantes physiques et chimiques. — La densité à

15° du baume du Pérou est de 1, 15 à 1, 16, sa viscosité à 60°, 2, 66 à 3, 40.

L'acool absolu, le chloroforme, l'acide acétique et l'acétone le dissolvent, totalement ; l'alcool dilué, la benzine, l'éther, les huiles grasses et volatiles ne se dissolvent qu'en partie ; l'essence de pétrole ne le dissout pas. Insoluble dans l'eau, il lui abandonne un peu d'acide cinnamique et des traces d'acide benzoïque. Ses constantes chimiques sont les suivantes : degré d'acidité, 16, 9 à 37, 4 ; degré saponique, 241,2 à 287 ; degré d'éther., 224, 3 à 250, 6 ; degré iodique, 38 à 67, 9.

Composition chimique. — Le baume du Pérou comprend une partie liquide et une *résine*.

La partie liquide (60 p. 100 environ) est constituée presque exclusivement par du *benzoate de benzyle* avec une faible proportion de *cinnamate de benzyle (cinnaméine des auteurs);* on y a aussi constaté la présence de l'*acide cinnamique* à l'état libre et de la *vanilline*.

La résine est constituée par les *éthers benzoïques et cinnamique du pérourésitannol ;* cet alcool tanno-résineux a pour formule $C^{18}H^{20}O^5$ et est un homolologue supérieur du tolurésitannol.

Usages. — Le baume du Pérou agit à la façon de tous les balsamiques par sa résine et ses acides aromatiques.

On l'emploie comme parfum et, à l'extérieur, pour stimuler les ulcères indolents.

BENJOIN

Origine. — Le benjoin est un baume extrait d'une ou de plusieurs plantes du genre *Styrax*, qui d'ailleurs a donné son nom à la famille des Styracées.

La plus connue de ces espèces est le *Styrax benjoin Dryander* qui habite Java et Sumatra.

Quant au benjoin de Siam, il est fourni, d'après certains auteurs par une espèce distincte de celle de Sumatra, mais encore indéterminée. Selon M. Pierre, au contraire, il s'agit d'une seule et même espèce, qui est le *S. benjoin*.

Dryander *(Plagiospermum benjoin* Pierre). Néanmoins dans le commerce, on établit souvent une distinction entre le benjoin de Malaisie et celui de Siam.

Caractères extérieurs. — Le *benjoin de Siam*, appelé aussi *benjoin à odeur de vanille,* se présente assez rarement en larmes de grandes dimensions, aplaties, opaques, d'un blanc sale en dehors, à cassure un peu cireuse et exhalant une odeur vanillée, très suave. Ces larmes se rayent sous l'ongle et se ramollissent dans la bouche comme la résine mastic. Mais, le plus souvent, le benjoin de Siam est en *masses* irrégulières, formées de larmes blanches, petites, brisées, agglutinées dans une gangue résineuse, de couleur brun ambré, transparente, à cassure cristalline. Dans certains échantillons, la gangue domine et renferme des larmes rares et petites. Cette sorte est rarement employée en pharmacie en raison de son prix élevé.

Le *benjoin de Sumatra*, le plus anciennement connu, se présente ordinairement en blocs cubiques, recouverts d'une poussière grisâtre et formés par de nombreuses larmes empâtées dans une gangue résineuse, brun grisâtre, à cassure inégale et écailleuse, constituant une masse qui présente l'aspect d'un nougat ; les impuretés, débris de bois ou d'écorce y sont relativement rares. Cette sorte, qui est la sorte officinale, est souvent désignée sous le nom de *benjoin amygdaloïde*. Plus rarement, ce benjoin se présente en grosses masses, constituées par une pâte de couleur gris rougeâtre, dans laquelle on trouve très peu ou point de larmes et beaucoup de fragments de bois ou d'écorce : c'est le *benjoin commun* ou *benjoin en sortes*, qui ne sert guère qu'à la préparation de l'acide.

Le benjoin de Sumatra possède une odeur agréable rappelant celle du baume du Pérou, moins fine que l'odeur du benjoin de Siam ; la drogue mâchée pendant quelque temps développe dans l'arrière-gorge une légère âcreté.

Le benjoin fond à la chaleur, puis brûle en dégageant une fumée blanche, très odorante, qui contient de l'acide benzoïque et divers principes aromatiques. Il se dissout dans l'alcool et dans l'éther et cède à l'eau de l'acide benzoïque ainsi que de l'huile essentielle. La solution alcoolique est colorée en vert brunâtre par le perchlorure de fer.

Constantes physiques et chimiques. — La densité à 15° du benjoin de Siam est de 1,22 à 1,23, de celui de Sumatra, 0,14 à 1,16. Le benjoin de Siam a pour point de fusion 75° à 76°, le benjoin de Sumatra 90° à 93°. Ils se dissolvent dans l'alcool et dans l'éther, et cèdent à l'eau de l'acide benzoïque, ainsi que de l'huile essentielle. Leurs constantes chimiques sont les suivantes :

Degré d'acidité	B. Siam,	142	à 150,2.
— —	— Sumatra	112,9	à 125.
— saponique	B. Siam	172,9	à 199,3.
— —	— Sumatra	164	à 172,3.
— d'éthérif.	B. Siam	30,5	à 49,1.
— —	— Sumatra	41,1	à 54,2.
— iodique	B. Siam	103,9	à 136,4.
— —	— Sumatra	79,4	à 106.

Composition chimique. — Les deux sortes de benjoin ont une composition chimique différente.

Dans le *benjoin de Sumatra*, on trouve environ de 13 à 18 p. 100 d'*acide benzoïque* à l'état libre, et de 70 à 80 p. 100 de *résine*, dont la plus grande partie est constituée par l'*éther cinnamique du benzorésinol* $C^{15} H^{26} O^2$, et surtout par l'*éther cinnamique du sumarésitannol* $C^{18} H^{20} O^4$. On y rencontre encore une petite quantité de *styrol* à l'état libre, moins de 1 p. 100 de *vanilline* non combinée à une petite quantité d'*huile essentielle*.

Le *benjoin de Siam* contient une petite quantité d'*acide benzoïque* à l'état libre, mais la plus grande

partie existe dans la résine à l'état d'éther du benzorésinol et du résitannol ; c'est l'*éther benzoïque du résitannol* qui prédomine dans la constitution de cette
résine. Cette sorte renferme environ 1,5 p. 100 de
vanilline à l'état libre.

Usages.— Le benjoin partage, pour l'intérieur, les
propriétés des balsamiques. A l'extérieur, on le prescrit en teinture pour cicatriser les petites plaies et, en
particulier, les gercures du sein.

BAUME STYRAX

Origine. — C'est une substance qui provient de
l'Orient et que l'on attribue généralement à l'*Aliboufier*
ou *Aligoufier officinal* (*Styrax officinale*, L.).

Caractéres extérieurs. — Il se présente en masses
brun rougeâtre ou verdâtre, légères, cassantes, formées
d'une pâte plus ou moins opaque, renfermant des
grains d'un blanc jaunâtre, très fins en une quantité
innombrable ; la cassure est terne et marmoréenne.
Son odeur est agréable et balsamique, sa saveur douce
et parfumée.

Constantes physiques et chimiques. — Sa densité à
15° varie de 1,17 à 1,19, son point de fusion de 80 à
82° 5. Il est incomplètement soluble dans l'alcool. Ses
constantes chimiques sont les suivantes : degré d'acidité,

127 à 132, 5 ; degré saponique, 190 à 206,2 ; degré d'éthérification, 63 à 73,7 ; degré iodique, 56,4 à 66.

Usages. — C'est un stimulant qui entrait dans la préparation de plusieurs électuaires, maintenant à peu près inusités.

CONCLUSIONS

I. Ainsi que nous l'avons vu, les matières résineuses qui appartiennent, en fait. à plusieurs fonctions
chimiques peuvent, au point de vue analytique, être
assez rapprochées des corps gras pour qu'elles soient
justiciables des mêmes méthodes d'analyse.

II. Beaucoup de résines étant des éthers d'alcool,
ont des analogies très marquées avec les corps gras.

III. L'application de ces méthodes de détermination à des échantillons connus, du droguier de la
Faculté de médecine, vérifiés dans leur authenticité,
sera certainement utile dans les cas d'examens ou
d'essais de matières résineuses : tel est le véritable but
de notre travail.

TABLE DES MATIÈRES

Lyon. — Imp. A. Rey, 4, rue Gentil. — 33608